國醫典藏

吉林省中医药博物馆精品

世界图书出版公司

图书在版编目（CIP）数据

国医典藏 / 张凌，史明忠主编 . -- 北京 : 世界图书出版公司，2020.11
ISBN 978-7-5192-7743-7

Ⅰ . ①国… Ⅱ . ①张… ②史… Ⅲ . ①中国医药学—文物—介绍—吉林 Ⅳ . ① R-092

中国版本图书馆 CIP 数据核字 (2020) 第 159412 号

书　　名	国医典藏
（汉语拼音）	GUOYI DIANCANG
主　　编	张　凌　史明忠
总 策 划	吴　迪
责任编辑	韩　捷
装帧设计	包　莹
出版发行	世界图书出版公司长春有限公司
地　　址	吉林省长春市春城大街 789 号
邮　　编	130062
电　　话	0431-86805551（发行）　0431-86805562（编辑）
网　　址	http：//www.wpcdb.com.cn
邮　　箱	DBSJ@163.com
经　　销	各地新华书店
印　　刷	北京广达印刷有限公司
开　　本	880 mm × 1230 mm　1/12
印　　张	17
字　　数	85 千字
印　　数	1—2 000
版　　次	2020 年 11 月第 1 版　　2020 年 11 月第 1 次印刷
国际书号	ISBN 978-7-5192-7743-7
定　　价	298.00 元

编　委　会

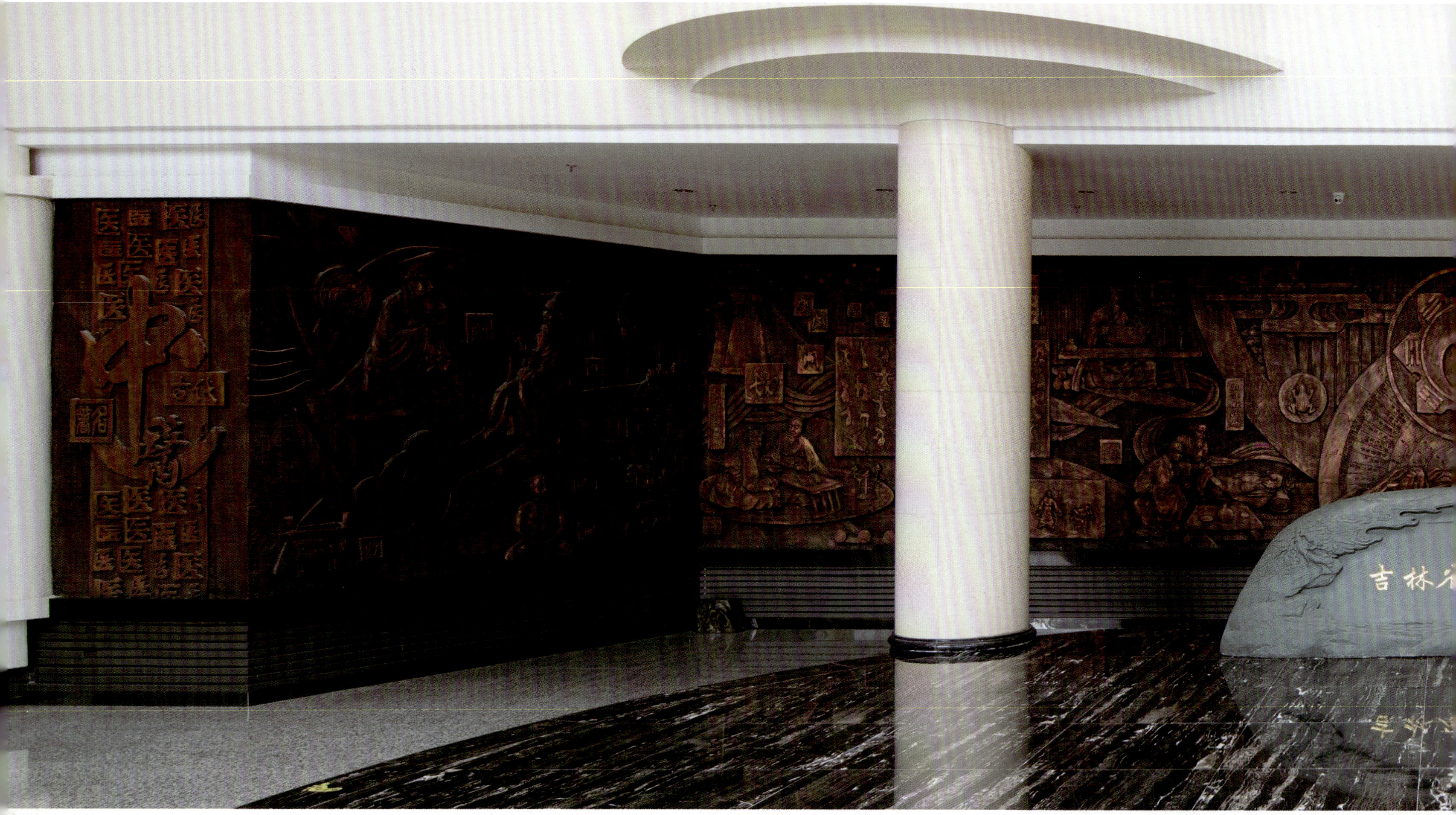

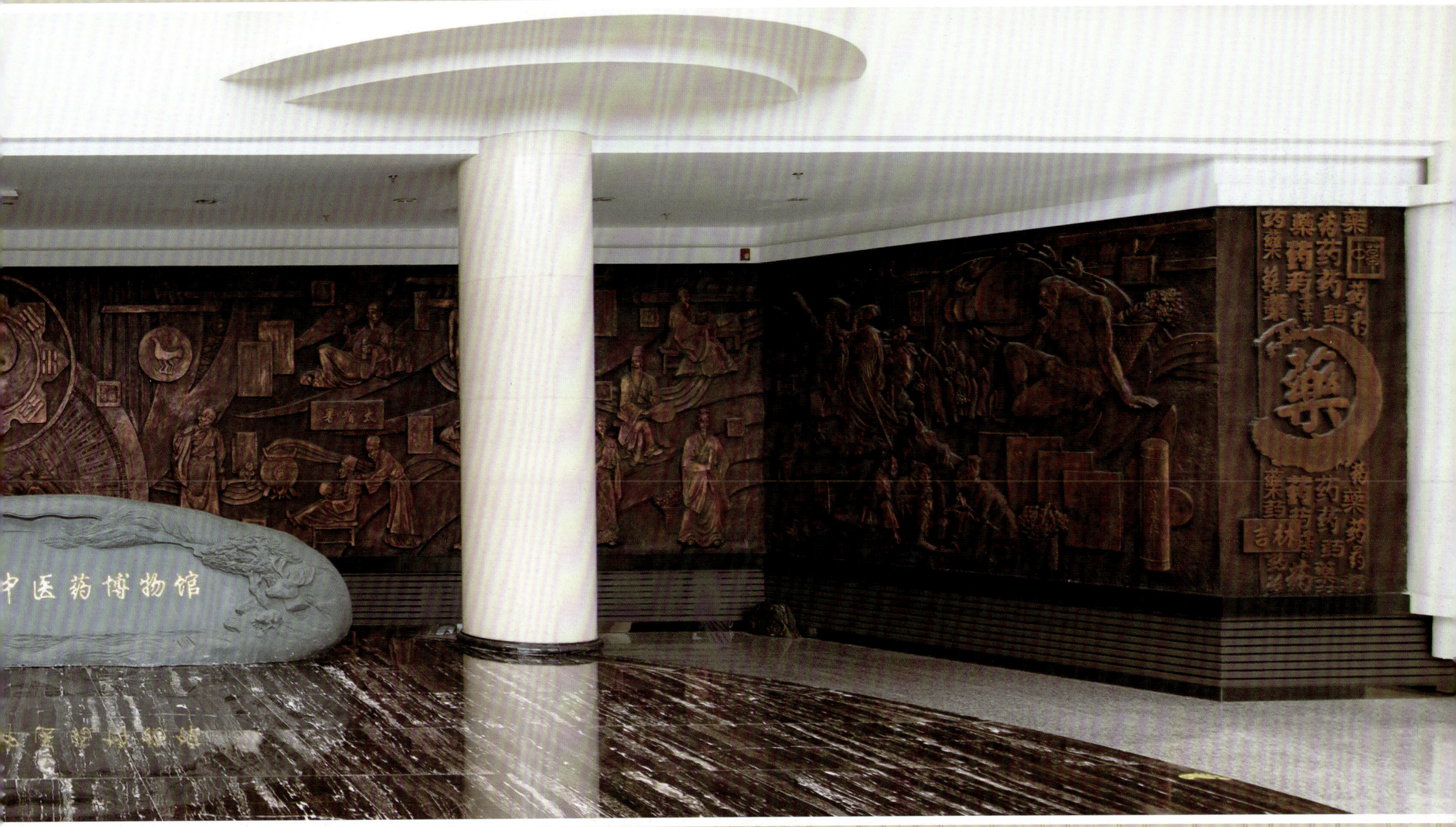
中医药博物馆

浮雕中心是中国最具有代表性的符号『太极·八卦图』，反映了中医药文化精髓，代表着阴阳平衡、天人合一的理念。为了突出吉林省地域特色，用长白山天池烘托主题，体现了中医文化在东北大地上的蓬勃发展，还突出展现了吉林人民对中医药文化的传承与发展。

浮雕右侧，从晋唐时期的葛洪、孙思邈，到宋代的宋慈、王惟一，再到金元四大家张从正、刘完素、李东垣、朱震亨，表现了这个历史时期中医药的继承与发展，他们身后的河流造型代表『黄河』，与前半部分的『长江』共同代表了中医药是在流淌着长江、黄河的中华大地上壮大发展的。

浮雕结尾处是中药学发展史上的重要代表人物炎帝和李时珍，以及数个不同字体的『药』字构成的一幅文字组合，突出了浮雕的另一个内容『药』。炎帝即神农氏，传说他为治病救人亲自尝遍百草，最终因尝剧毒草药而亡，为中草药的发现献出了宝贵的生命，炎帝也是中华先祖之一。李时珍历时27年，远涉深山旷野，遍访名医宿儒，搜求民间验方，观察和收集药物标本，编著了闻名世界的药物学巨著《本草纲目》。

浮雕的中心含义是通过艺术的形式，充分展现中医药文化的博大精深；以紫铜的形式，突出中医药文化的传统与厚重、古老与辉煌。

中华医药源流浮雕

该浮雕以历史画卷的形式表现中医药文化，彰显了中医药学的博大精深。整个浮雕以画轴的形式展开，左侧用中国汉字的『医』字作为开端，有古代的字体，也有现代的字体，以此寓意『医』文化得到了传承与发展，同时『医』字也突出了浮雕的一个重要内容，即『中医』文化内涵。『医』字之后，是中华先祖黄帝与岐伯论医道图。《黄帝内经》是我国最早的医学典籍，是以黄帝和他的群臣（主要是岐伯）对话的形式撰写的一部医书，『岐黄论道』是中华医史文化的重要标志，展现了中华医药文化的古老起源，浮雕内容由此展开。此段浮雕中的『内经图』『五行』『吐纳』均突出表现了中医药文化的精髓，它们是中医药文化的重要标志。

接下来，浮雕进入医家及著作的具体表现阶段。正面浮雕人物均是中医药文化发展史上的突出代表，从扁鹊行医开始，到华佗施行外科手术前使用麻沸散麻醉，并创编五禽戏健身功法，再到医圣张仲景坐堂行医及著《伤寒杂病论》，这些医家的背后是一条流淌的河流，它代表『长江』，突出寓意中医药文化的源远流长。

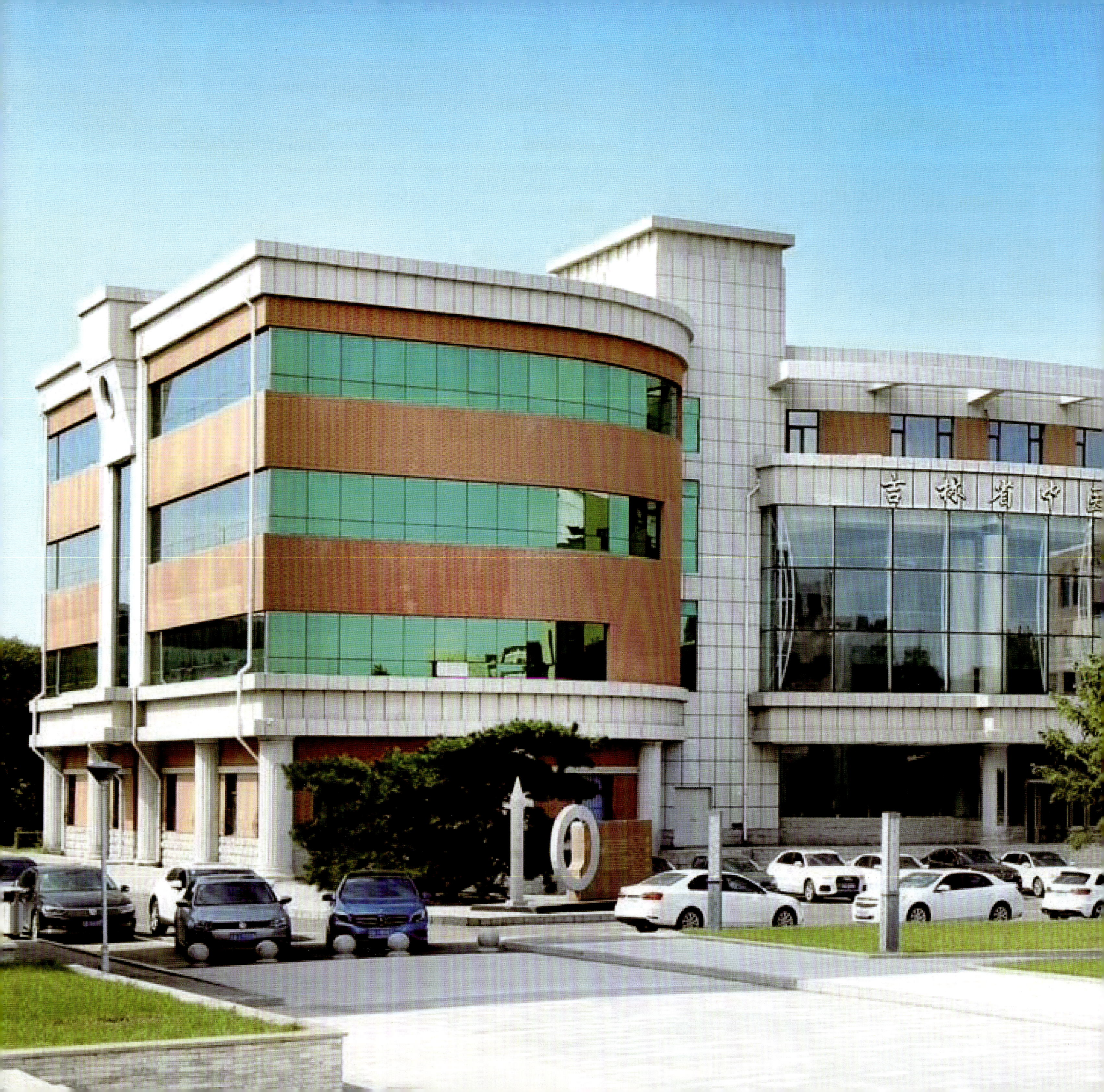
吉林省中

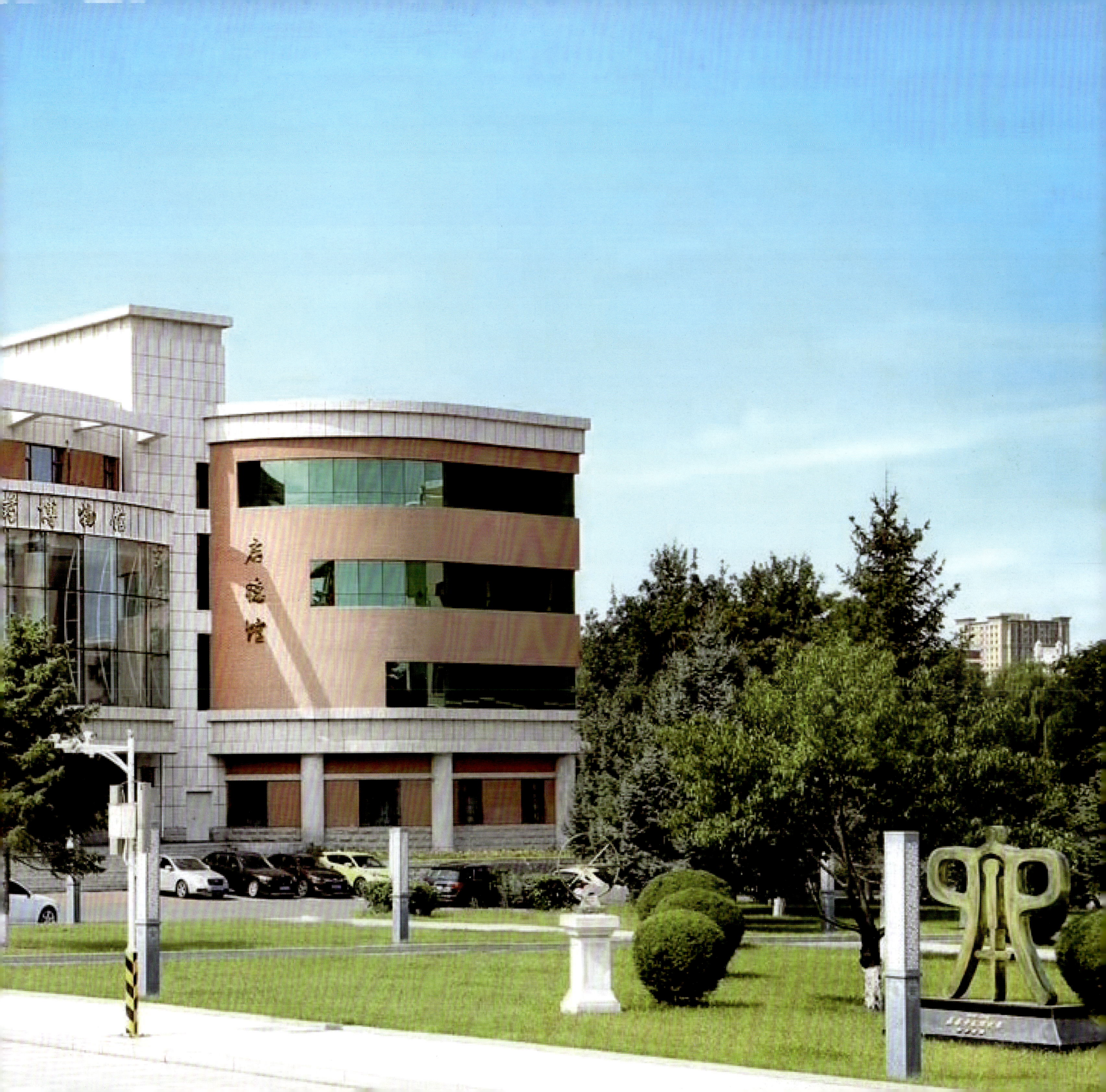

药文物2 000余件，展出1 000多件，展现了五千年来中医药学发展的重要史实和主要成就；收藏中药材标本、腊叶标本、浸制标本和剥制标本共10 000余件，反映了各类中药的形态、鉴别特征和功效。

本图册精选馆藏各类中医药文物图片166张，分为中医篇、中药篇、民族民俗用品篇、人参文化篇、古医籍篇、牌匾篇六部分，详细介绍了中医在行医时所使用的器具、制药的工具，出土的珍贵中药材，以及馆藏的重要中药标本。

本画册自第一次全国可移动文物普查时就开始酝酿、策划，至今即将付梓，希望通过对吉林省中医药博物馆的中医药文物和藏品的整理，对我省中医药文化研究和创新发展有所裨益。鉴于编者水平有限，书中难免有疏漏之处，还望读者不吝指正。

前言

中医药学源远流长，在形成发展的历程中遗留下了数量相当可观的文物，这些文物为研究我国中医药发展历史及中国传统文化提供了宝贵的资料。

吉林省中医药博物馆是由长春中医药大学主办的中医药类综合展馆，展出面积3 860平方米，为全国科普教育基地、吉林省科普教育基地、吉林省科普工作示范基地、长春市爱国主义教育基地，是长春中医药大学中医药学科实践教学基地，是民众接受科普教育的重要场所，是中小学开展研学教育的重要阵地。博物馆前身为始建于1963年的医史陈列馆和始建于1960年的中药标本室，2009年整合为长春中医药大学博物馆，2011年12月，经吉林省文物局批准正式命名为吉林省中医药博物馆。2013年9月，博物馆新馆正式建成开馆。本馆收藏从新石器时代至近代中医

◎制药工具

◎储药器具

目录

CONTENTS

中医篇

◎行医工具

中药篇

◎针灸用具

人参文化篇

民族民俗用品篇

牌匾篇

古医籍篇

国 医 典 藏

中医篇

吉林省中医药博物馆精品

◎行医工具

◎制药工具

◎储药器具

◎针灸用具

◎少数民族医药

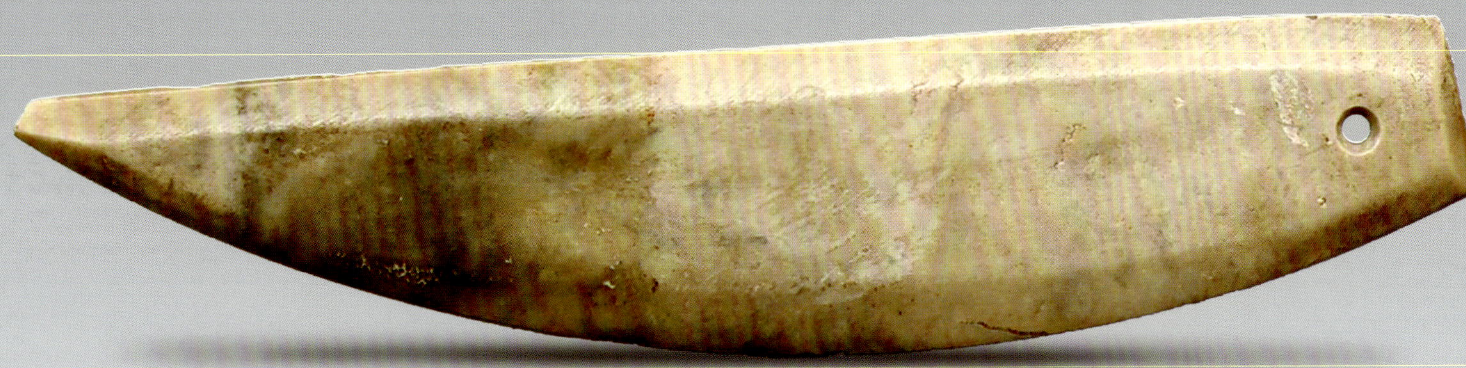

商岫岩玉刀

商（公元前 1600—公元前 1046）
尺寸：长 9.1 cm，宽 1.9 cm，厚 0.2 cm

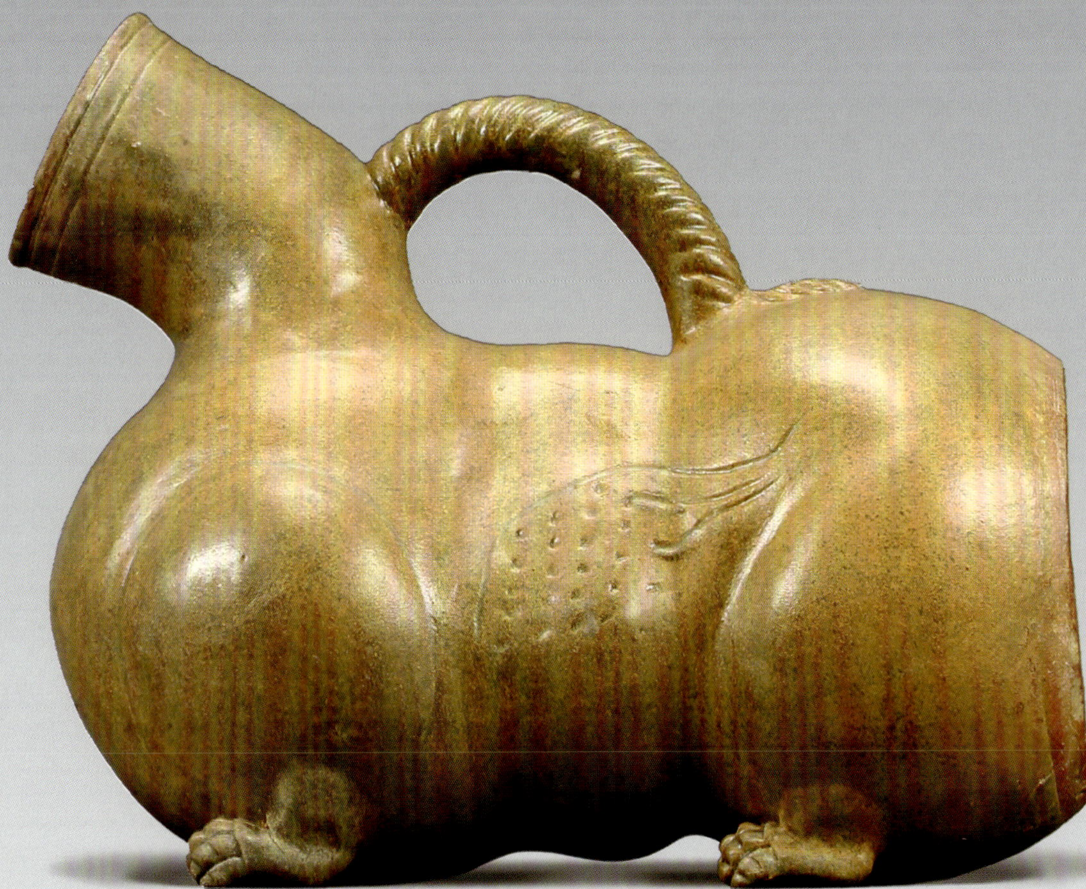

西晋青瓷虎子

西晋（265—317）
尺寸：长 23.1 cm，宽 12 cm，高 18.9 cm

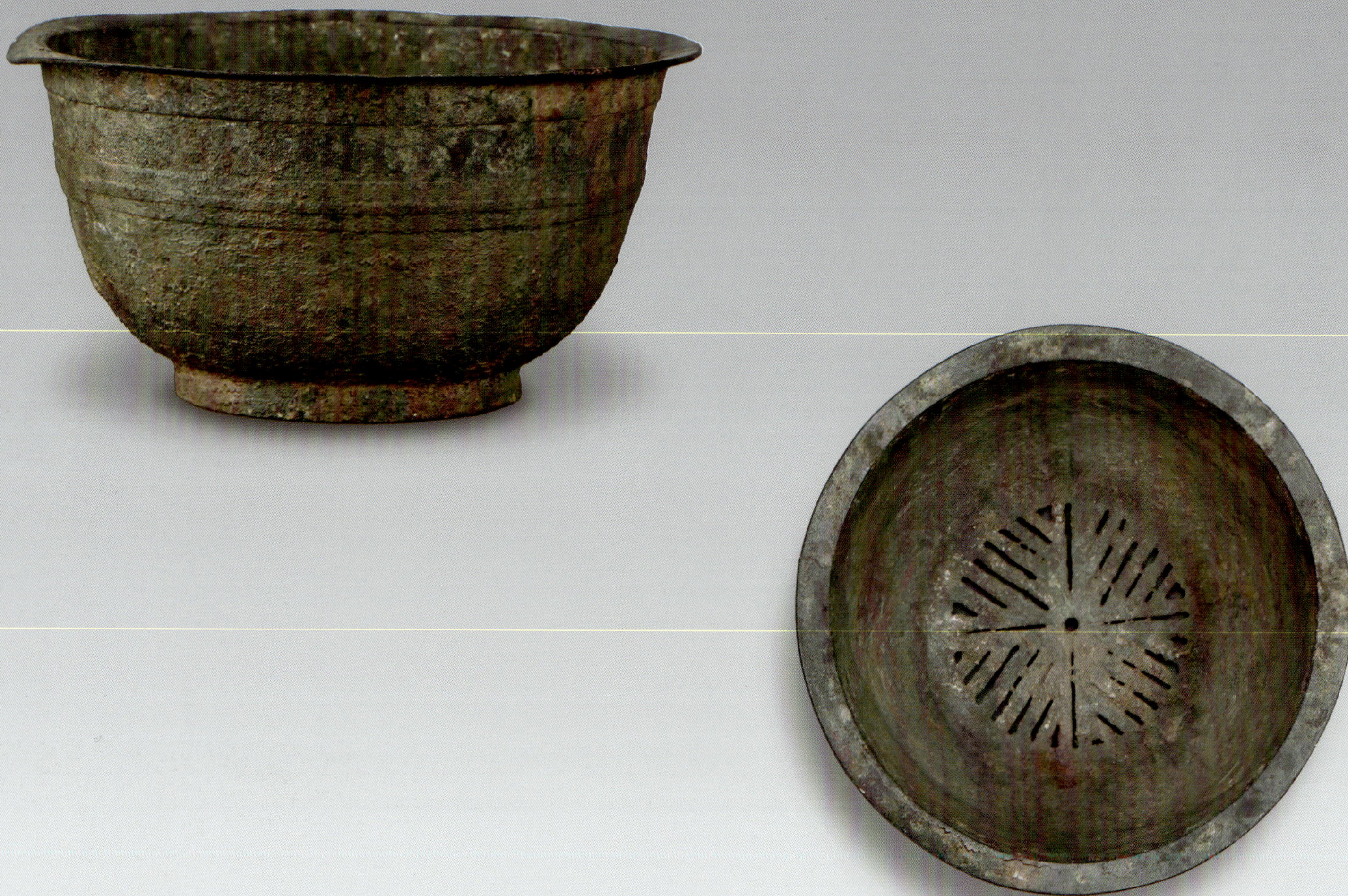

西晋青铜甑

西晋（265—317）

尺寸：口径 13.7 cm，腹围 73.2 cm，底径 13.7 cm，高 33 cm

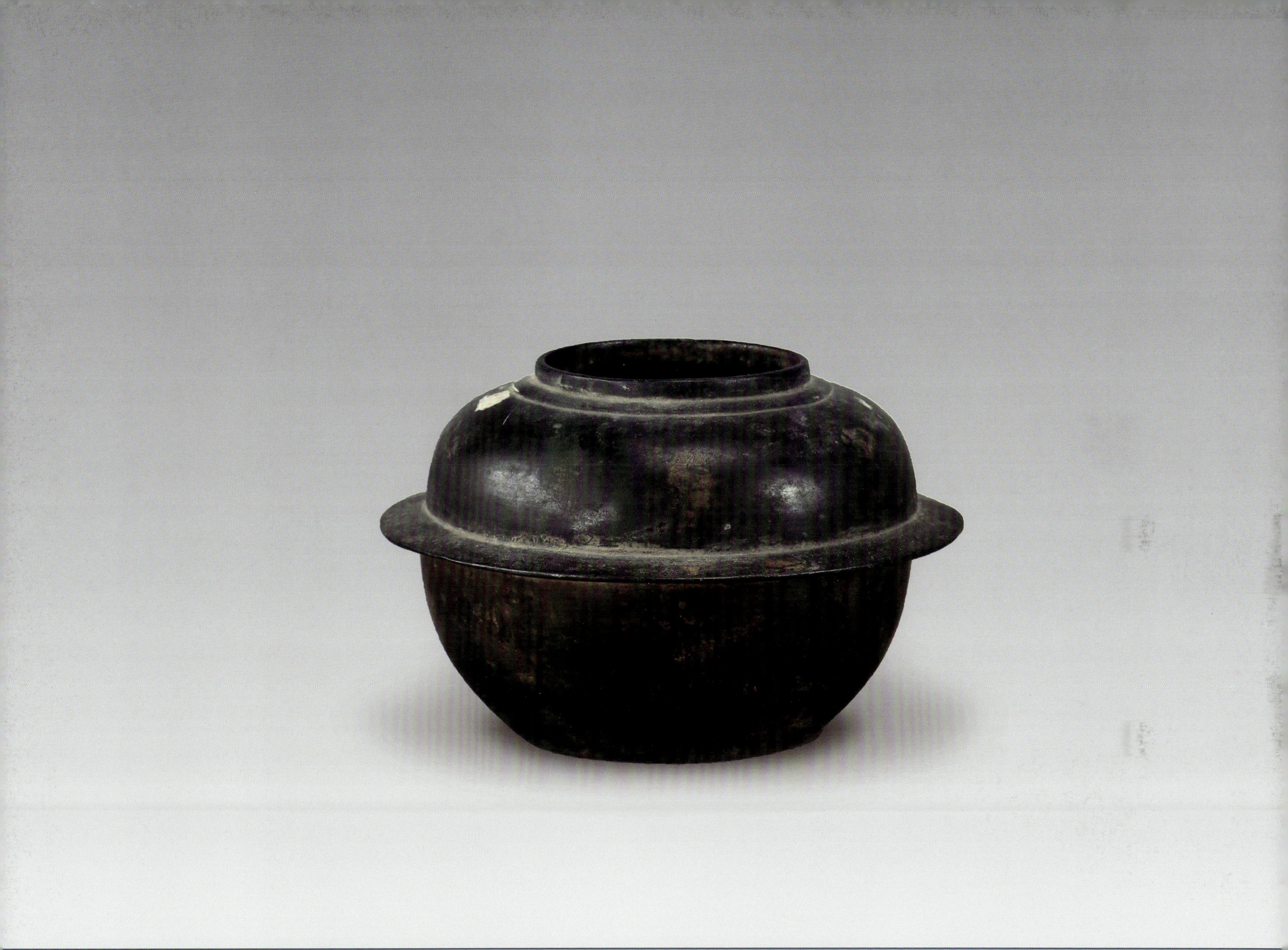

西晋方唇直口青铜釜

西晋（265—317）

尺寸：口径 6.2 cm，腹围 24.5 cm，底径 6.8 cm，高 8.3 cm

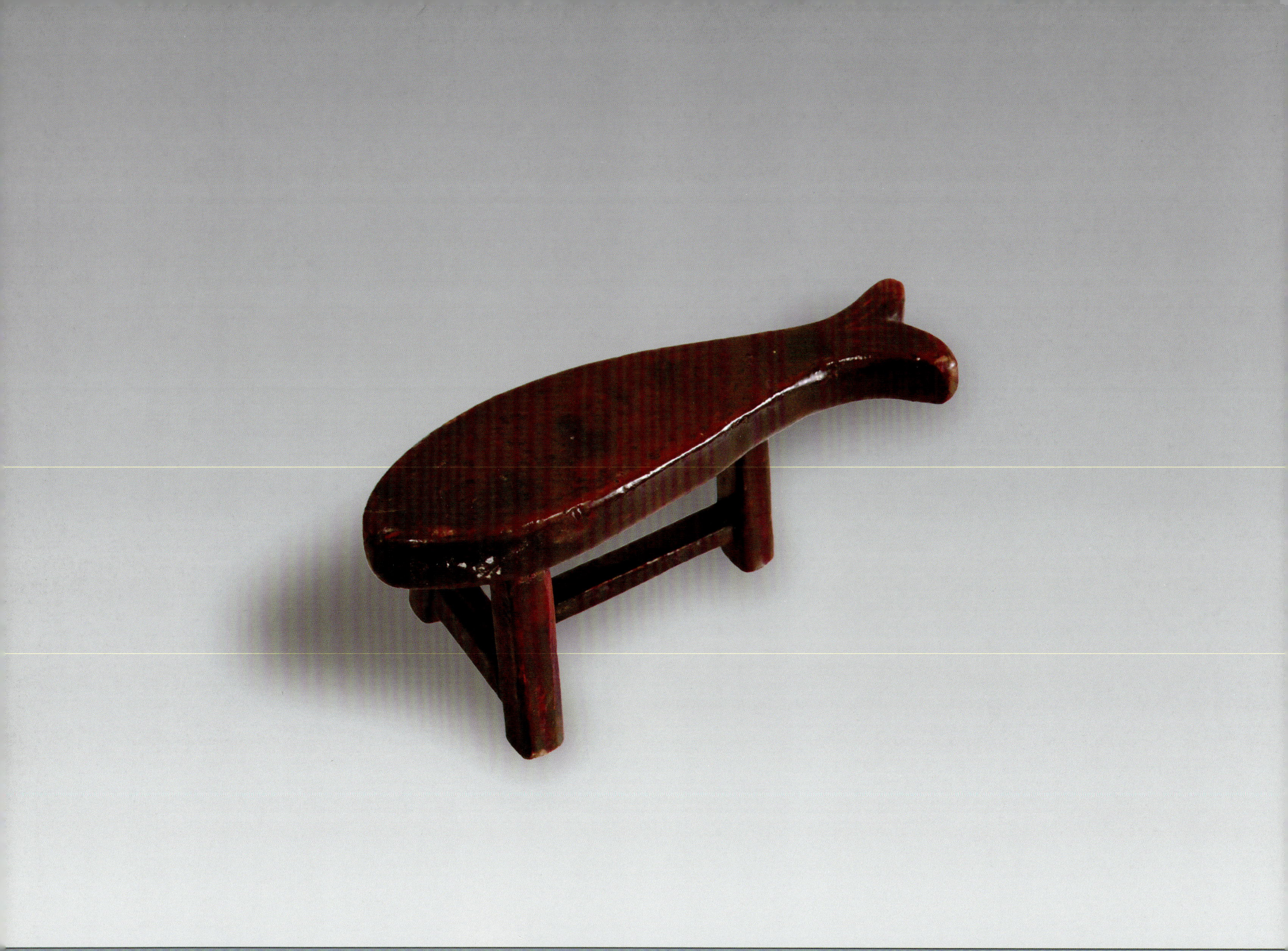

民国红木鱼形脉枕

民国（1912—1949）
尺寸：长 29.6 cm，宽 11.5 cm，高 12.4 cm

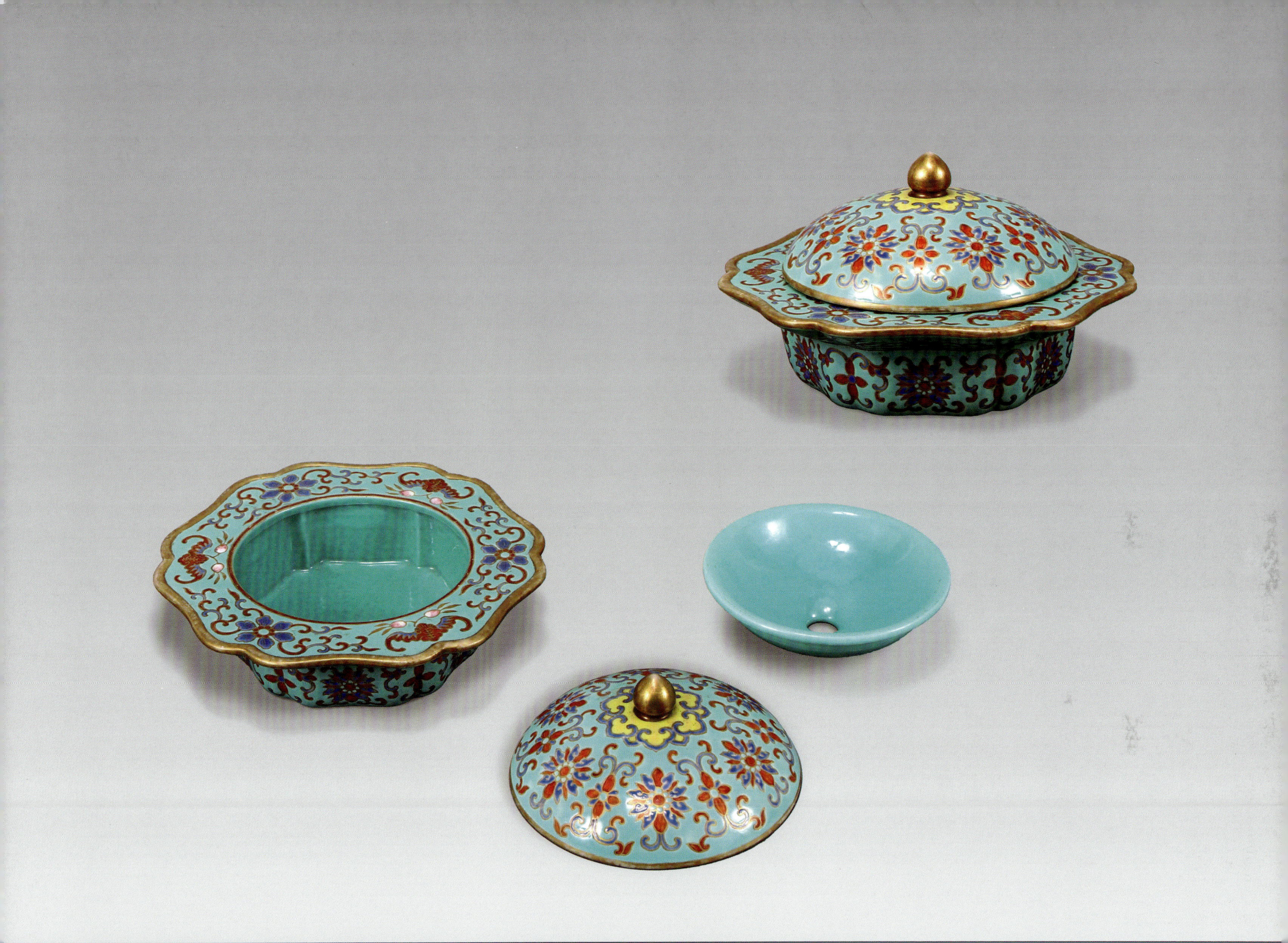

清绿地粉彩葵边蝙蝠缠枝纹渣斗

清（1616—1911）
尺寸：内口径 10.7 cm，底径 10.5 cm，长 16.3 cm，高 9 cm

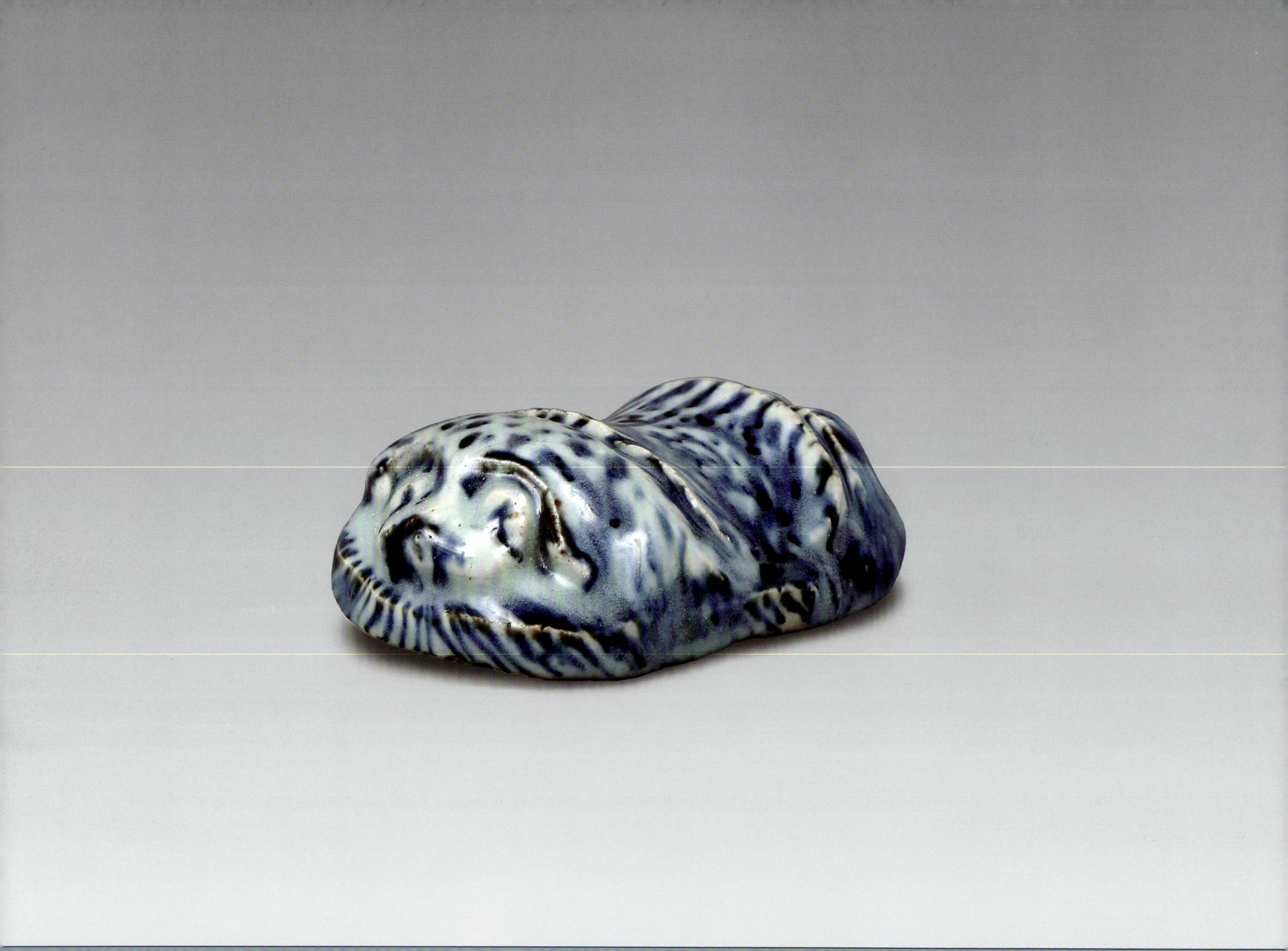

清虎型青花瓷脉枕

清（1616—1911）
尺寸：长 11 cm，宽 6.8 cm，高 3.4 cm

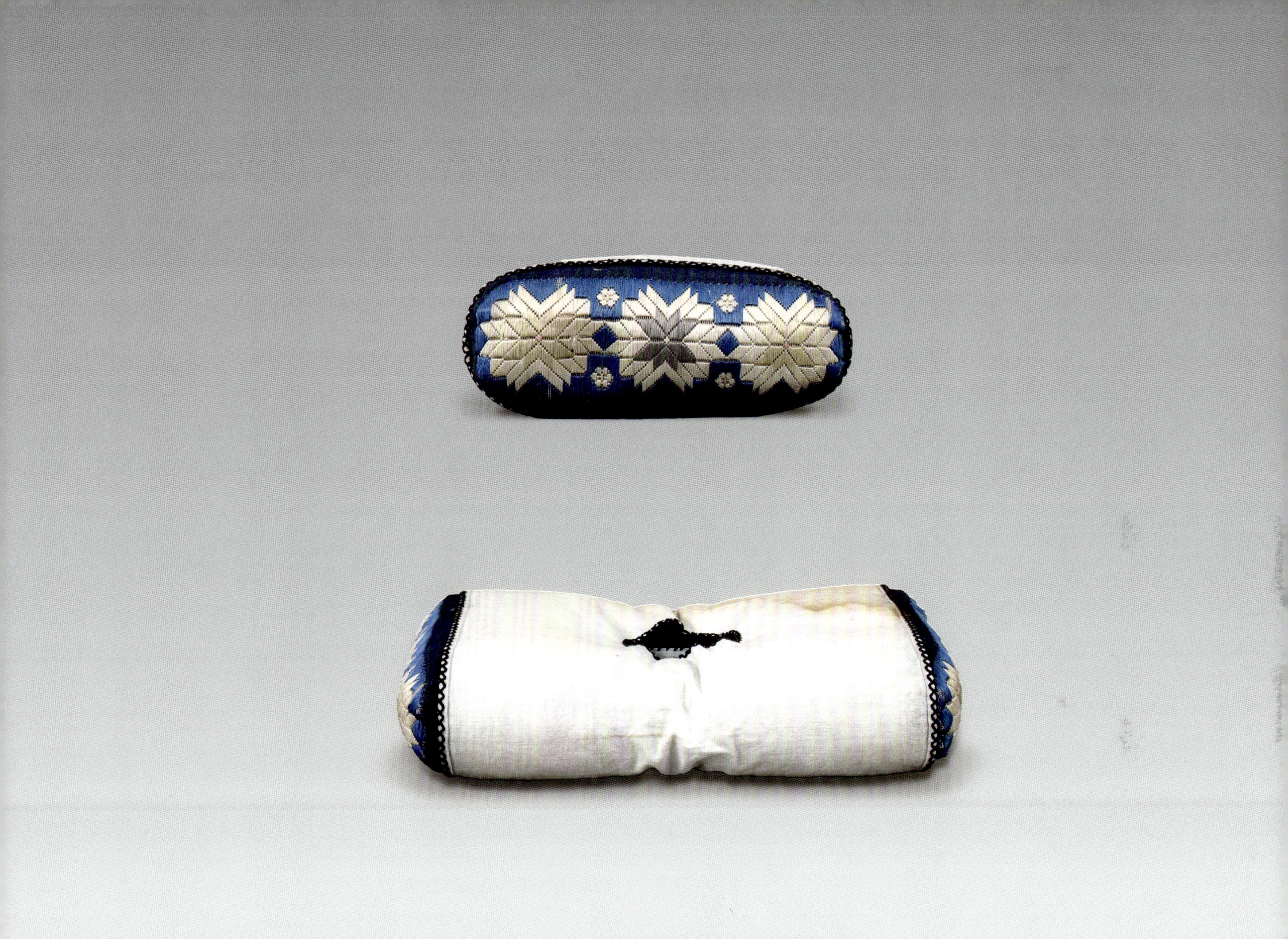

清布耳枕

清（1616—1911）
尺寸：长 21.5 cm，宽 14 cm，高 5.2 cm

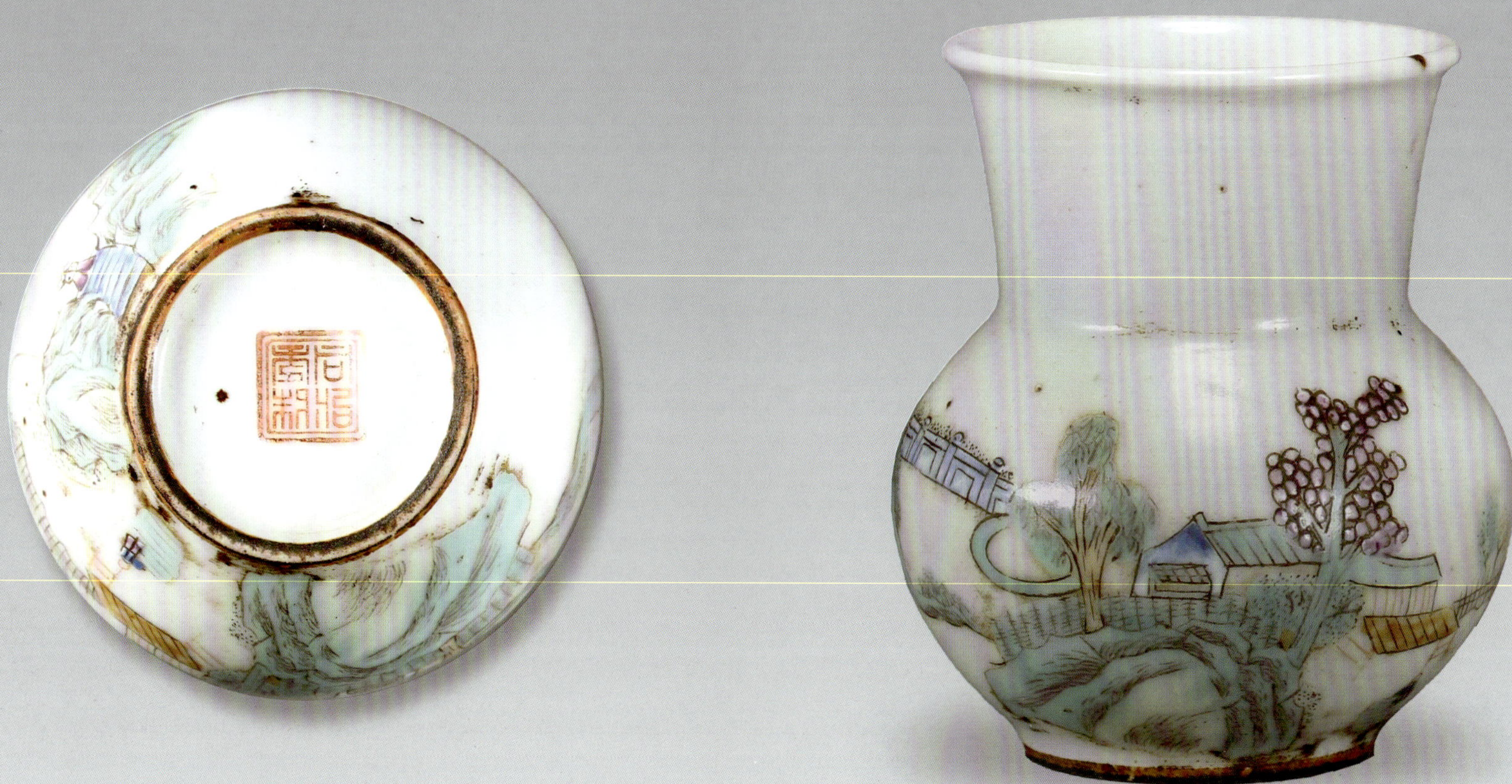

清人物故事浅绛彩绘瓷渣斗

清（1616—1911）

尺寸：口径 6.6 cm，腹围 25.5 cm，底径 4.6 cm，高 9.3 cm

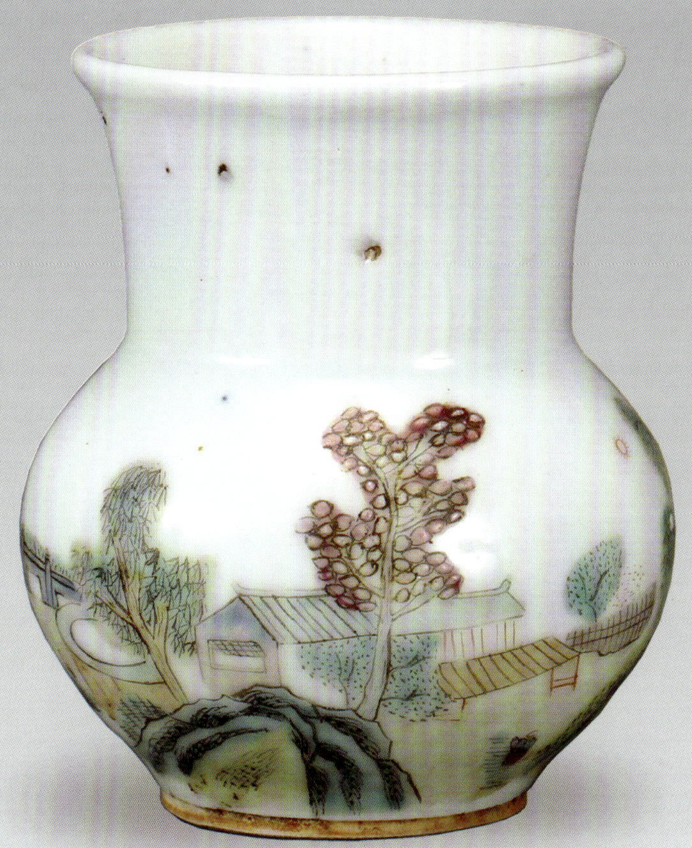

清人物故事浅绛彩绘瓷渣斗

清（1616—1911）
尺寸：口径 6.8 cm，腹围 25.8 cm，底径 4.5 cm，高 9.4 cm

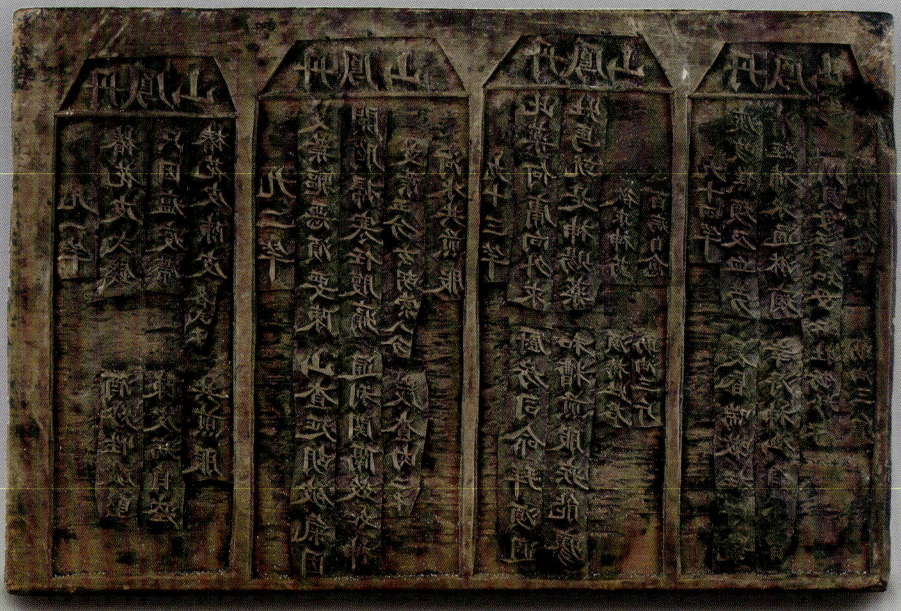

清山凤丹方歌木雕原版

清（1616—1911）
尺寸：长 31.3 cm，宽 19.5 cm，厚 2.3 cm

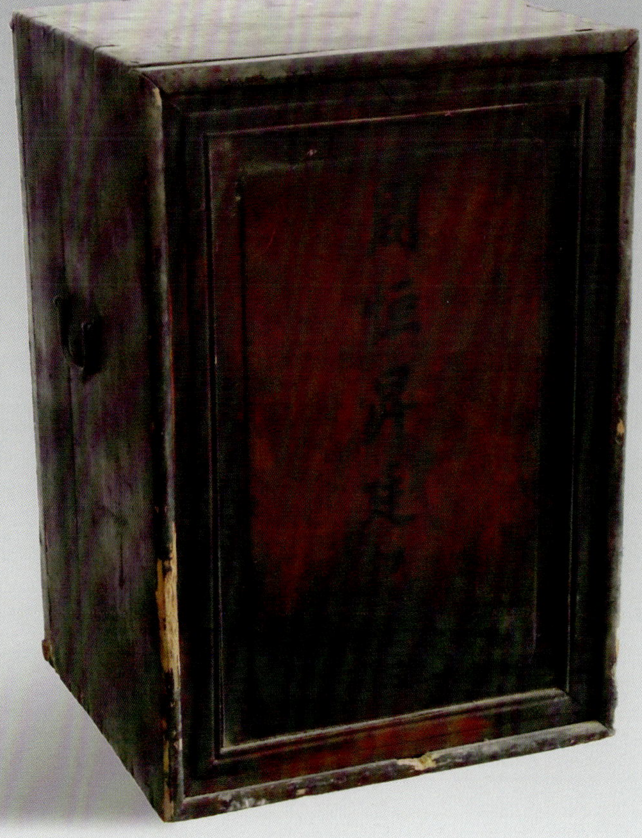

民国红木药匣

民国（1912—1949）
尺寸：长 36.8 cm，宽 31.3 cm，高 52.5 cm

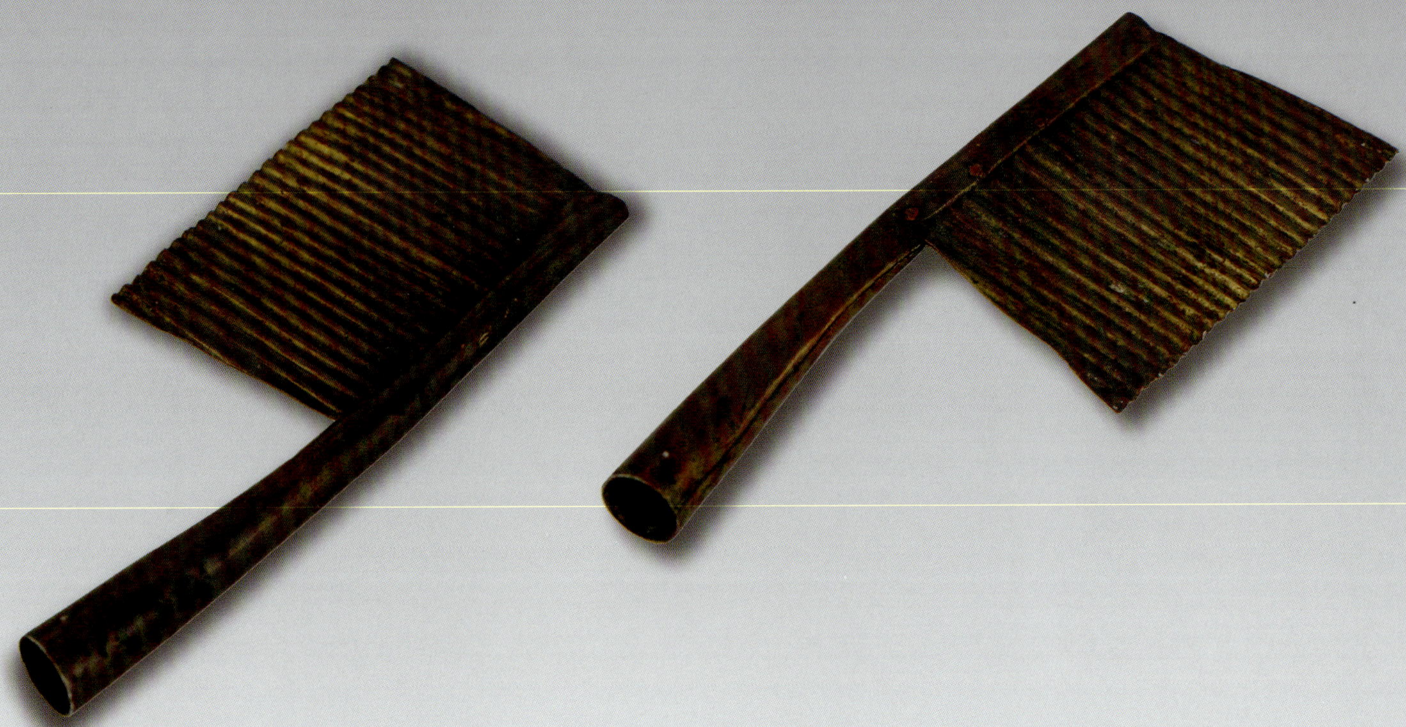

民国波纹切割铜刀

民国（1912—1949）
尺寸：长 20.5 cm，柄口径 2.1 cm，高 8.5 cm

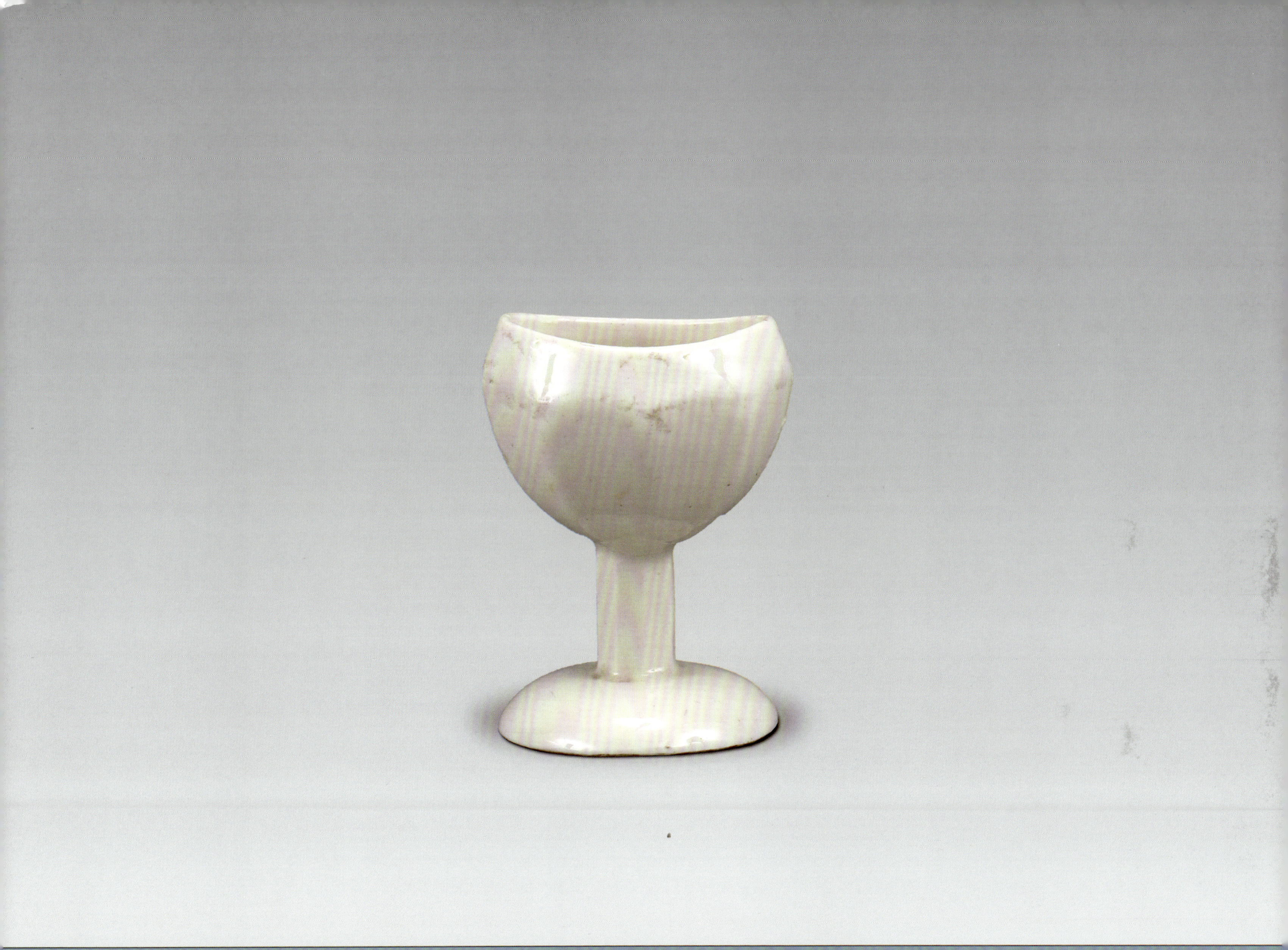

民国白釉洗眼瓷杯

民国（1912—1949）
尺寸：口径 3.8 cm，底径 4 cm，腹围 12.5 cm，高 6 cm

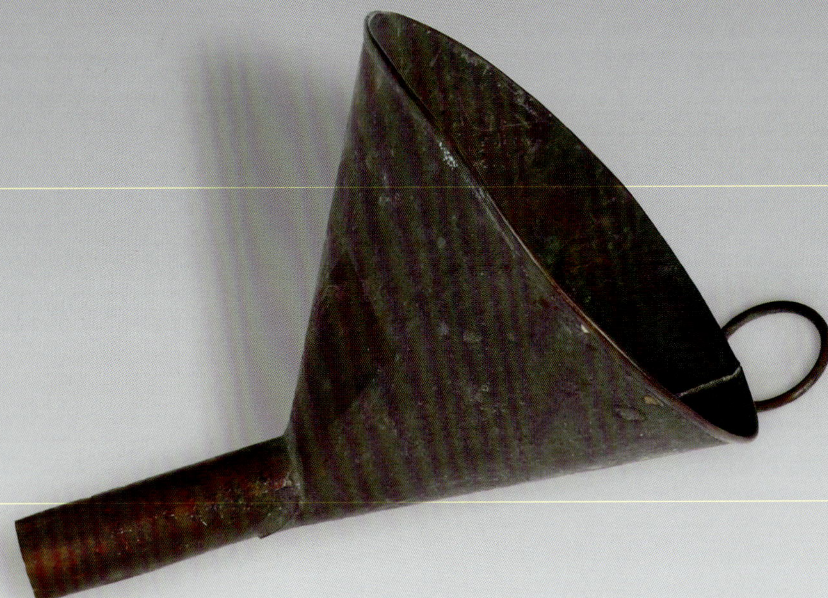

民国铜漏斗

民国（1912—1949）
尺寸：口径 7.3 cm，底径 1 cm，高 9.5 cm

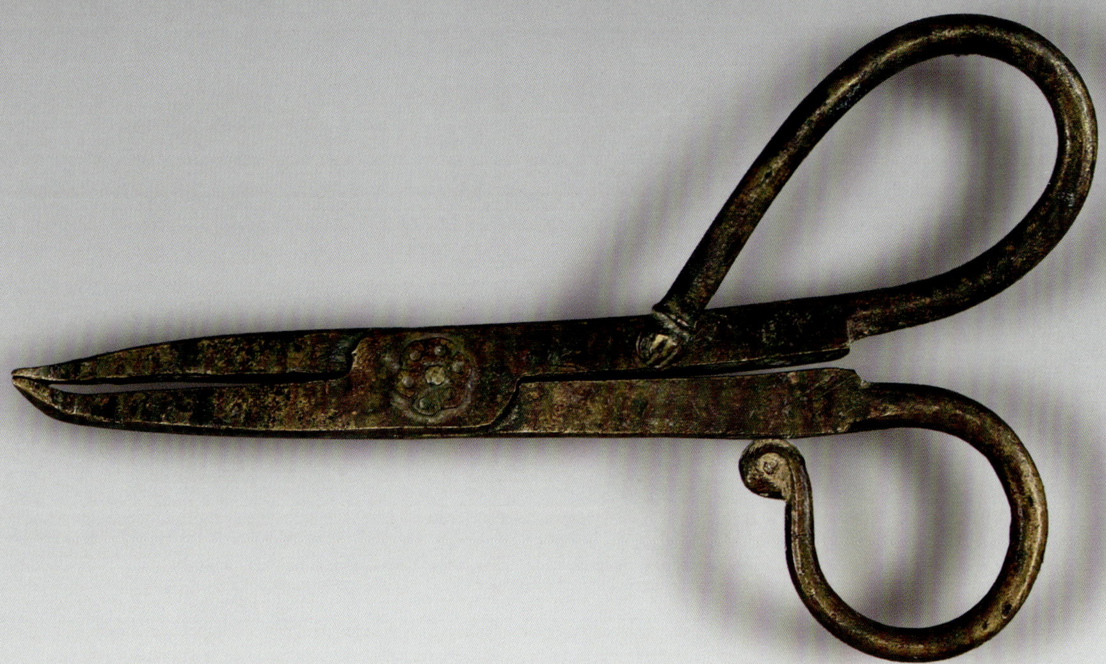

民国医用铜钳子

民国（1912—1949）
尺寸：长 13.5 cm，宽 7.8 cm，厚 1.5 cm

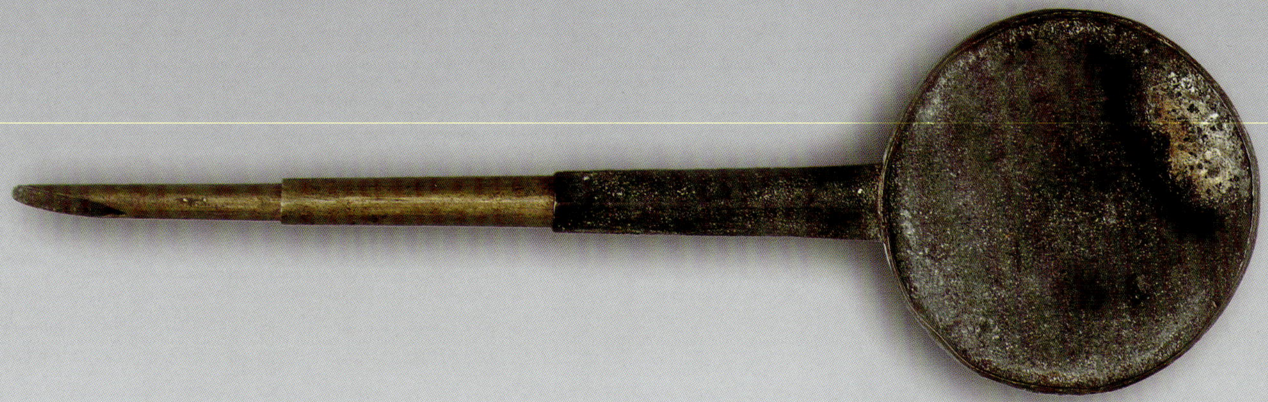

民国铜喷药壶

民国（1912—1949）
尺寸：长 15.3 cm，宽 4.4 cm，厚 1.7 cm

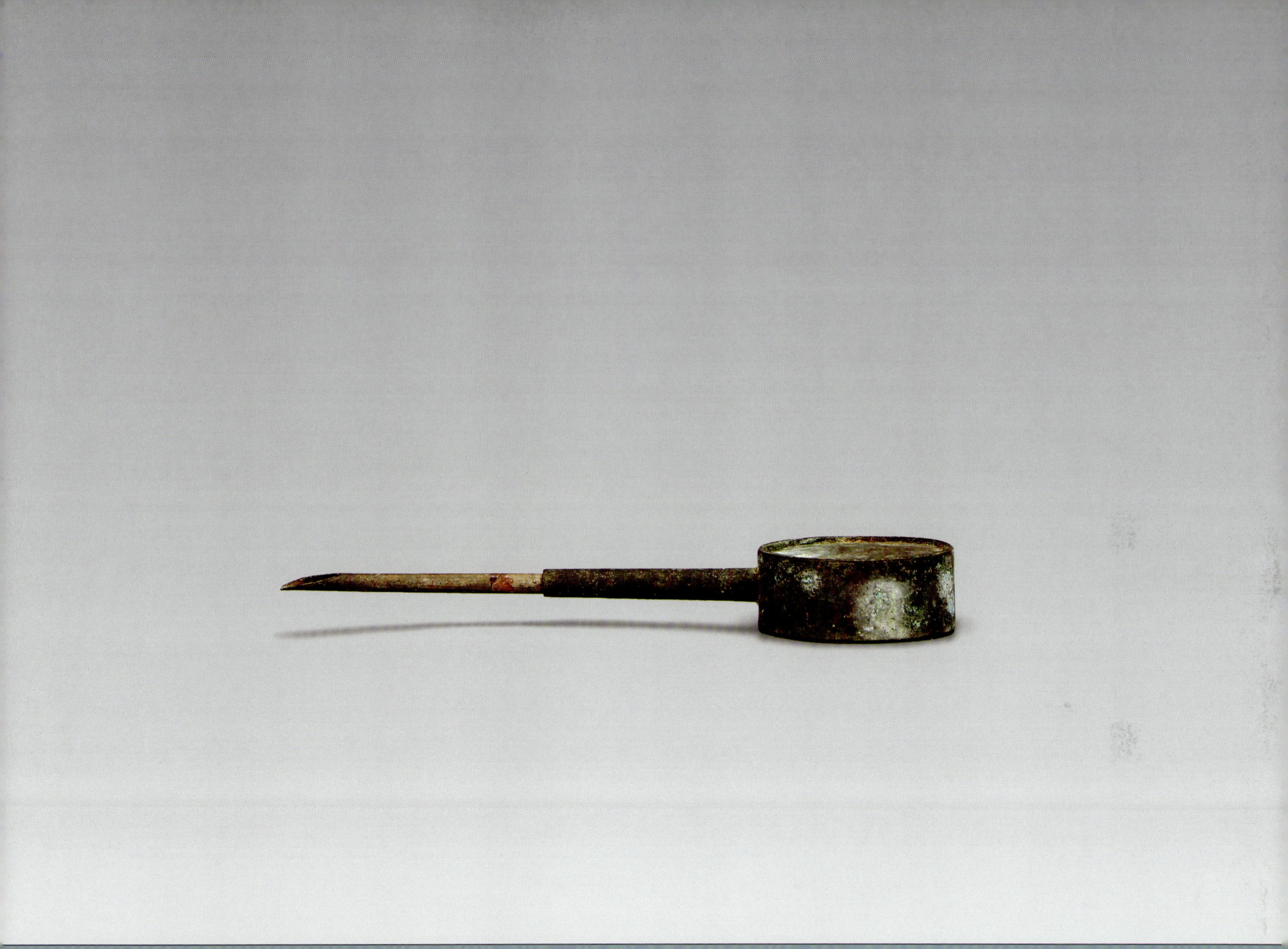

民国铜喷药壶

民国（1912—1949）
尺寸：长 12.5 cm，宽 3.5 cm，厚 1.4 cm

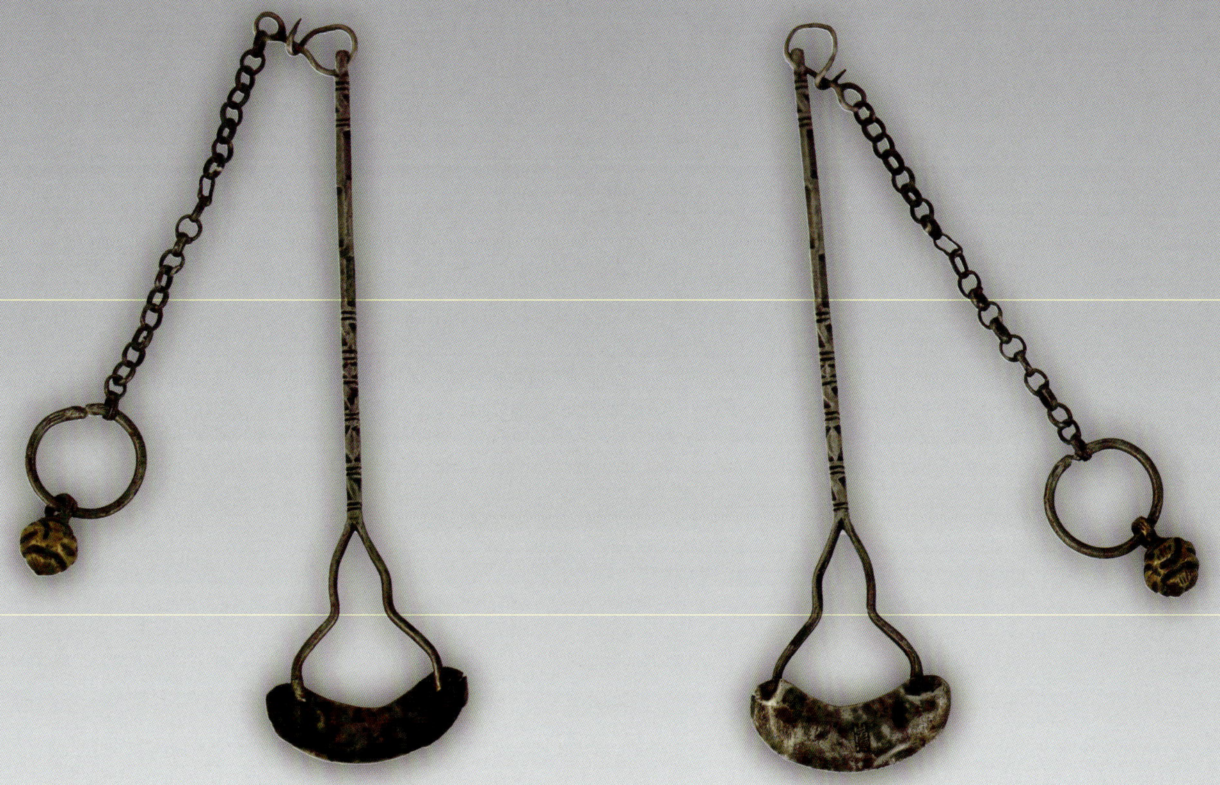

民国银质刮舌板

民国（1912—1949）
尺寸：长 20.7 cm，宽 3 cm

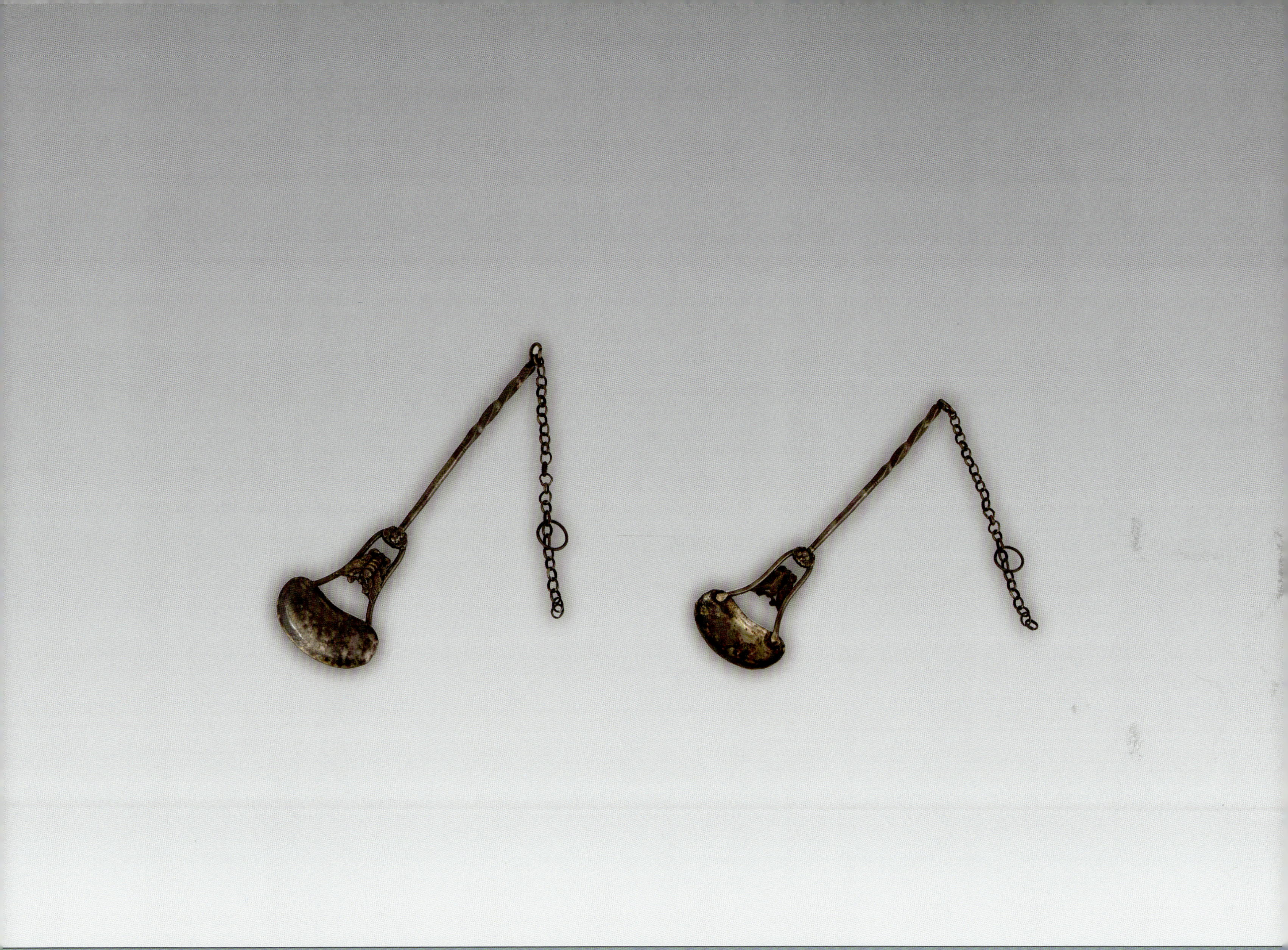

民国银质刮舌板

民国（1912—1949）
尺寸：长 19 cm，宽 3.2 cm

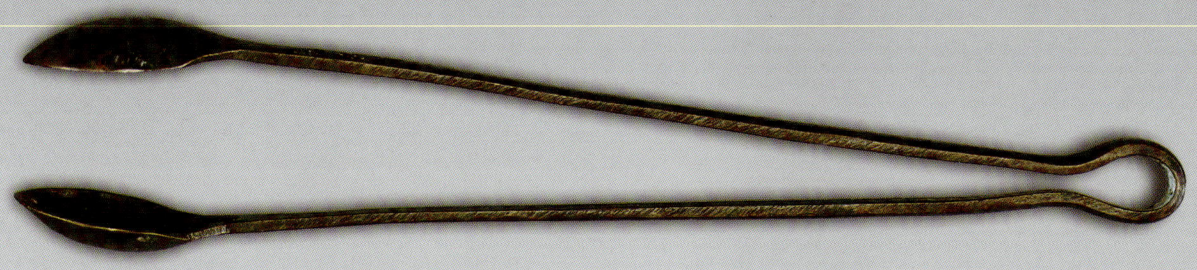

民国药用铜夹勺

民国（1912—1949）
尺寸：长 16.4 cm，宽 3 cm，高 2.4 cm

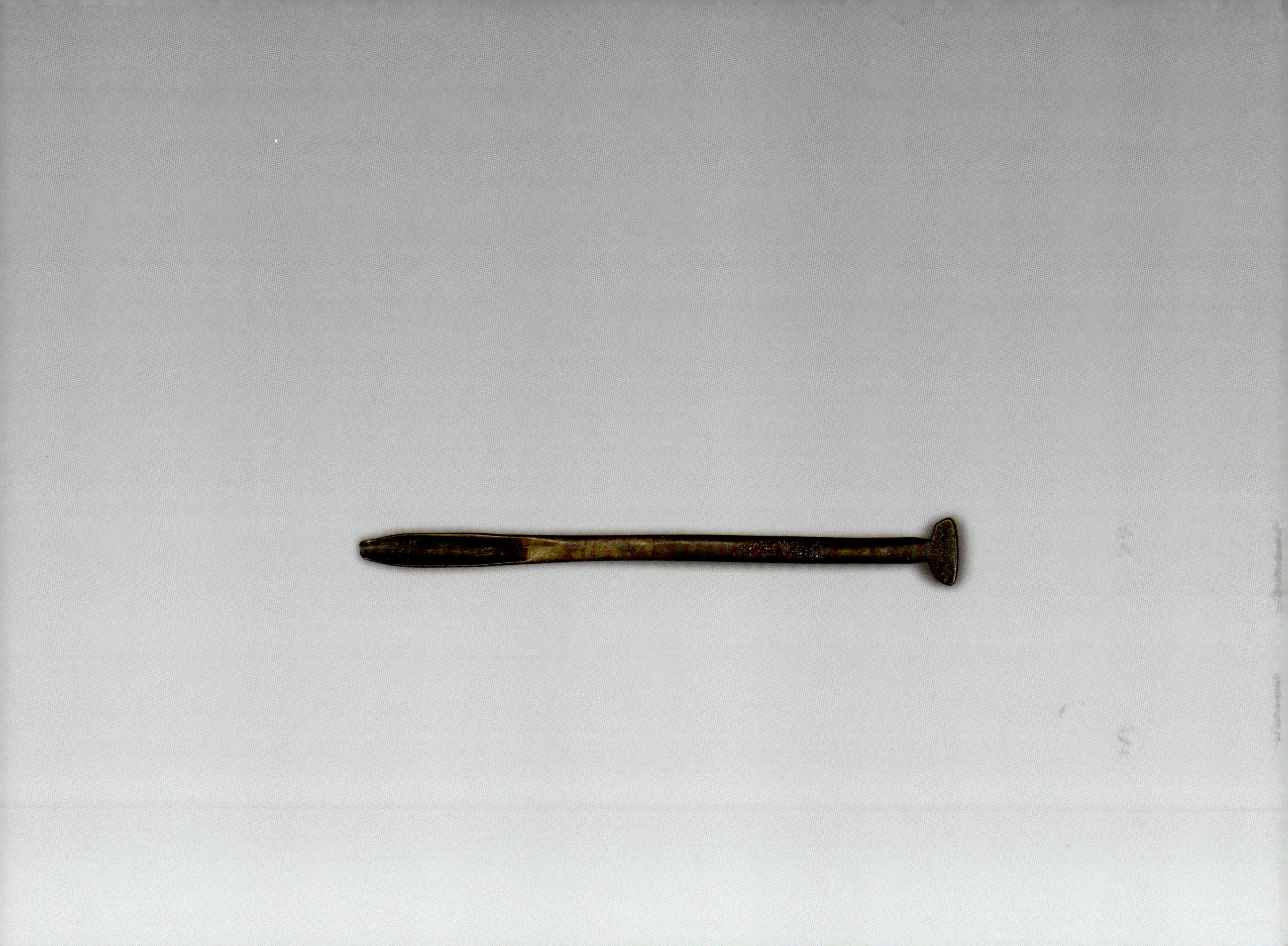

民国铜给药器

民国（1912—1949）
尺寸：长 14 cm，宽 1.5 cm，厚 0.4 cm

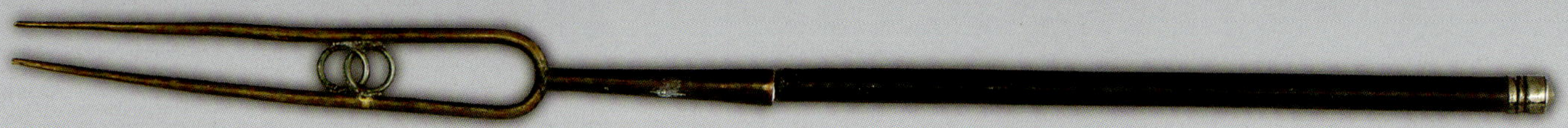

民国医用木柄铜叉

民国（1912—1949）

尺寸：长 22.5 cm，宽 1.2 cm，柄直径 0.5 cm

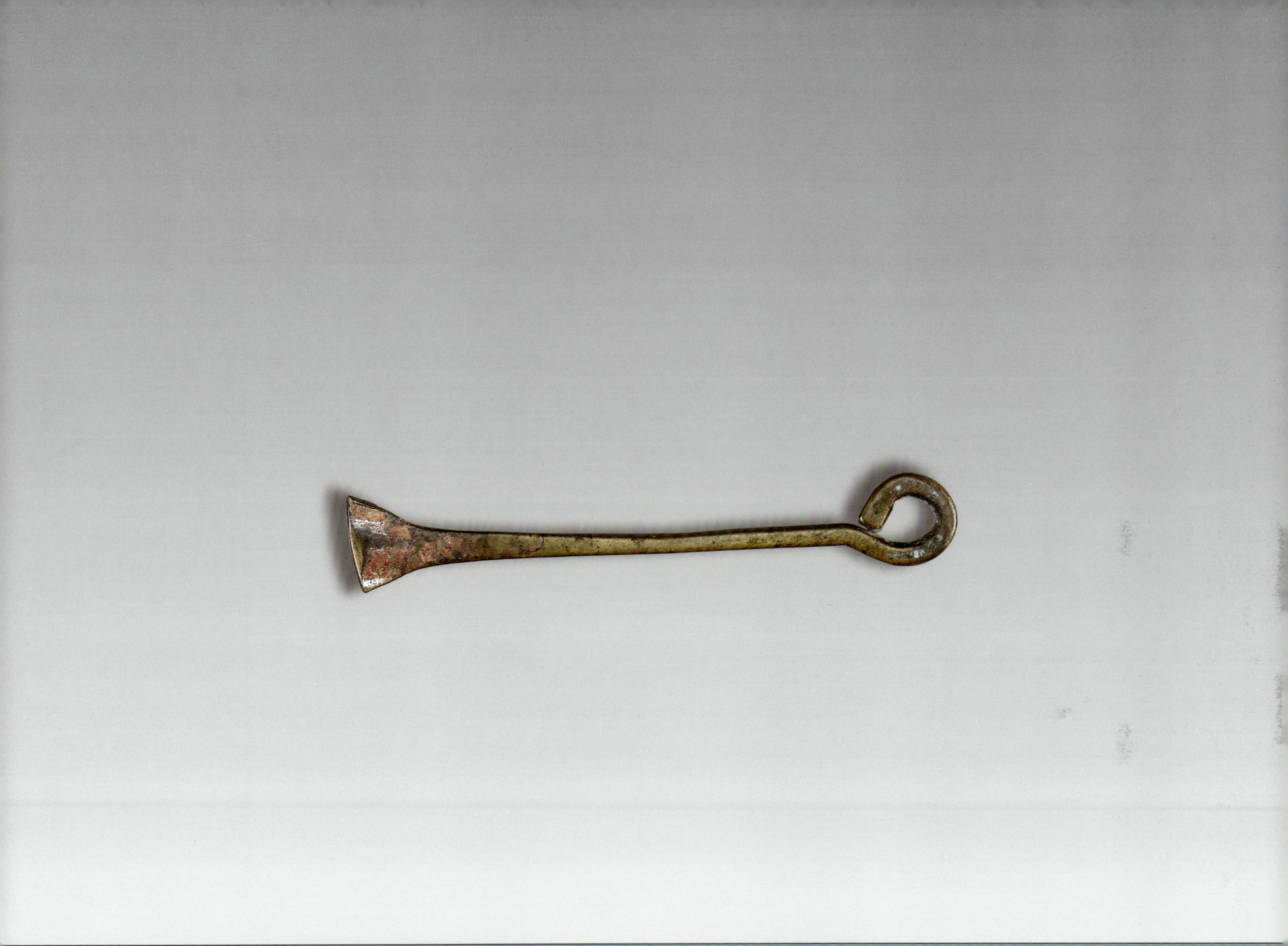

民国铜药铲

民国（1912—1949）
尺寸：长 12 cm，宽 1.8 cm，厚 0.25 cm

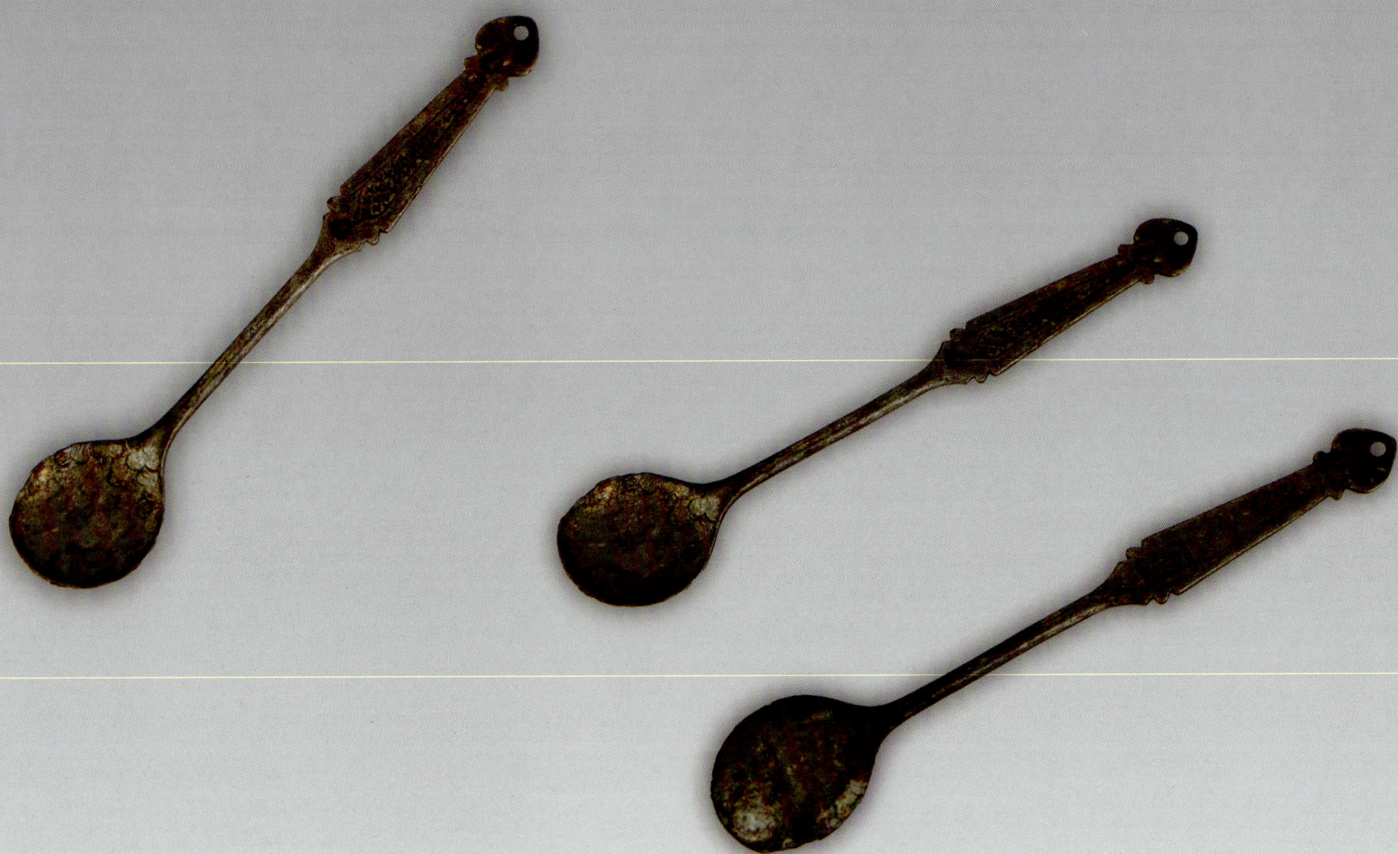

民国银药勺

民国（1912—1949）
尺寸：长 7.8 cm，宽 1.5 cm

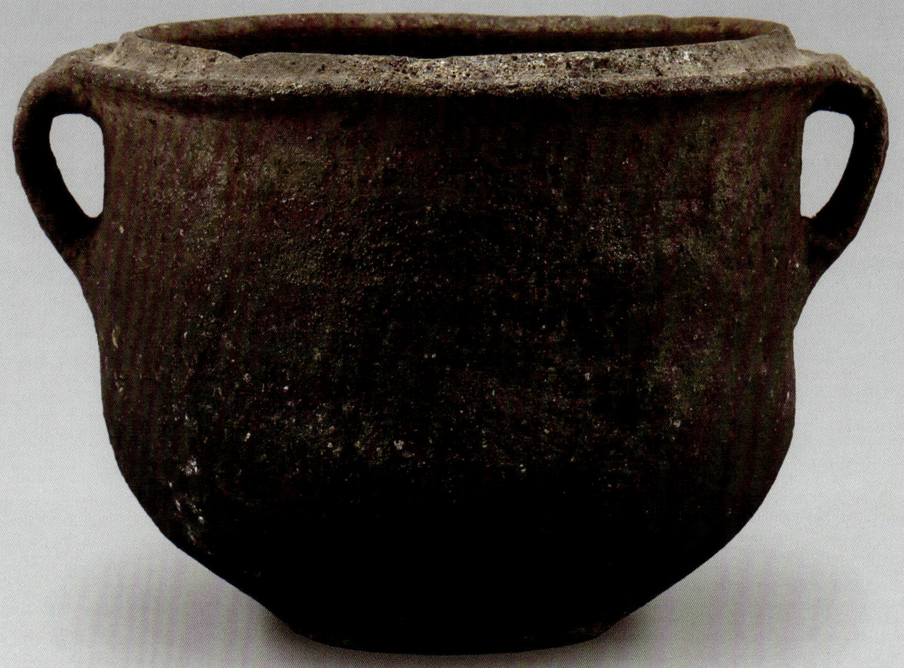

民国熬药陶罐

民国（1912—1949）
尺寸：口径 18 cm，腹径 61.3 cm，底径 8.8 cm，高 15.5 cm

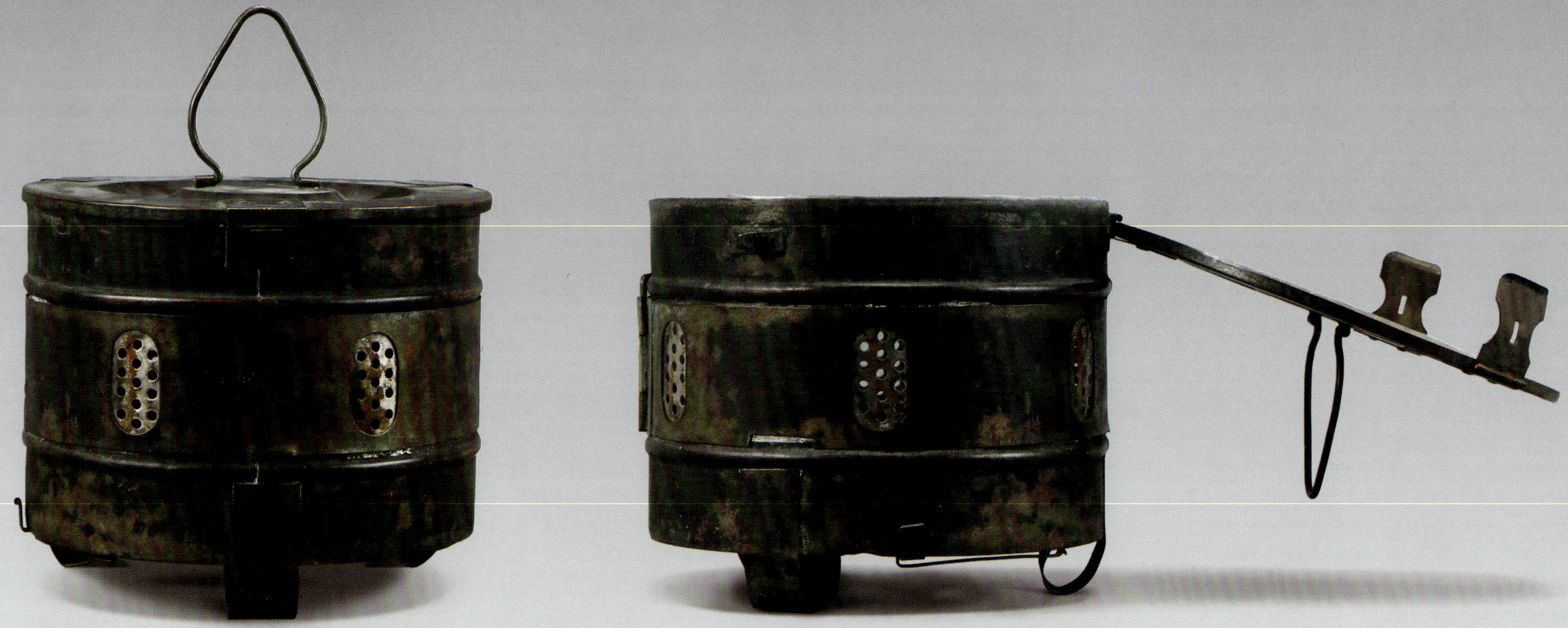

民国消毒锅

民国（1912—1949）
尺寸：高 17 cm，直径 27.5 cm，腹围 63.2 cm

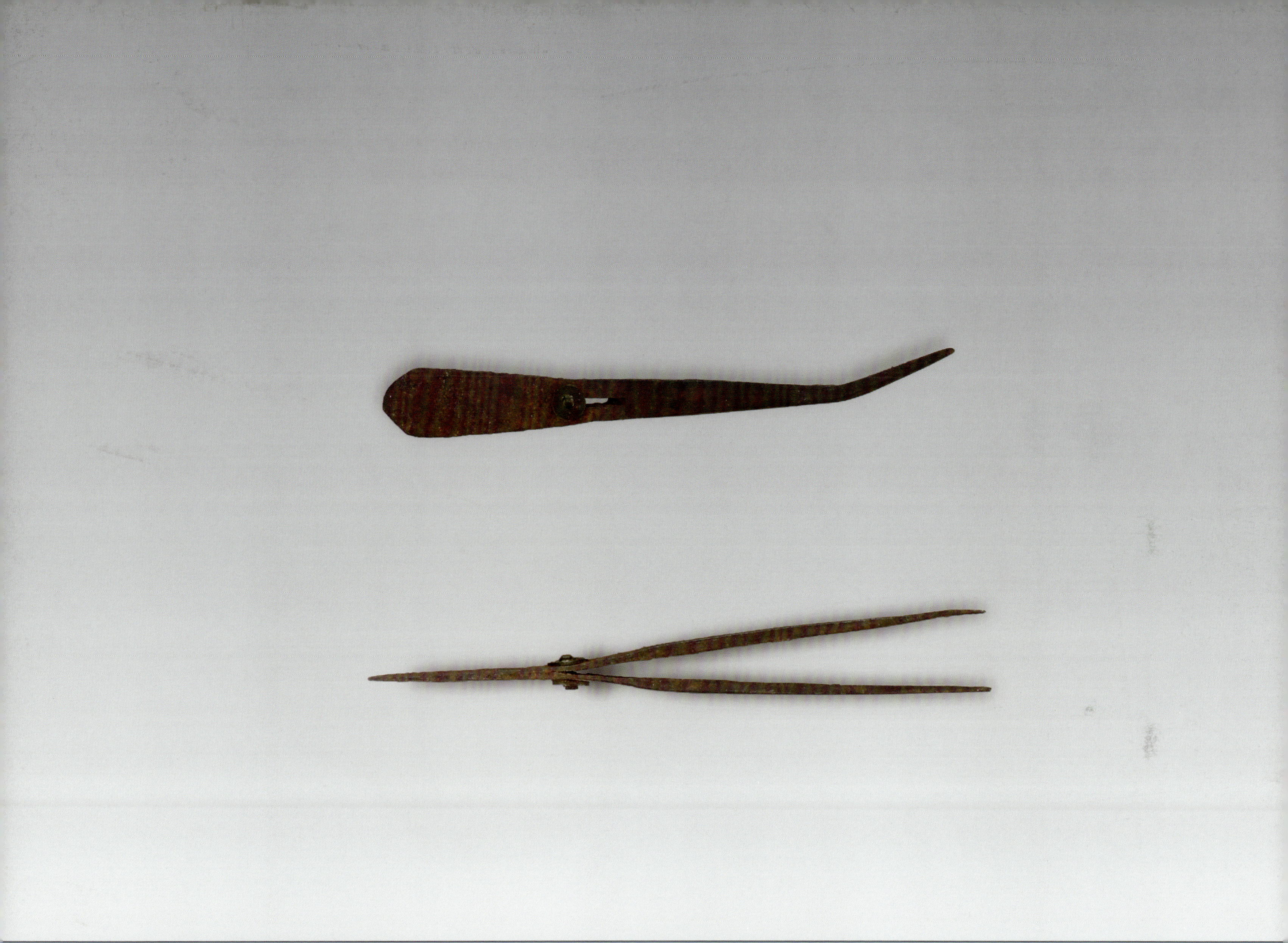

民国医用铁镊子

民国（1912—1949）
尺寸：长 8.5 cm，宽 1 cm

新石器时代方形石臼

新石器时代

尺寸：臼口直径 10.5 cm，深 5.5 cm，长 13 cm，宽 12.5 cm，高 9.4 cm

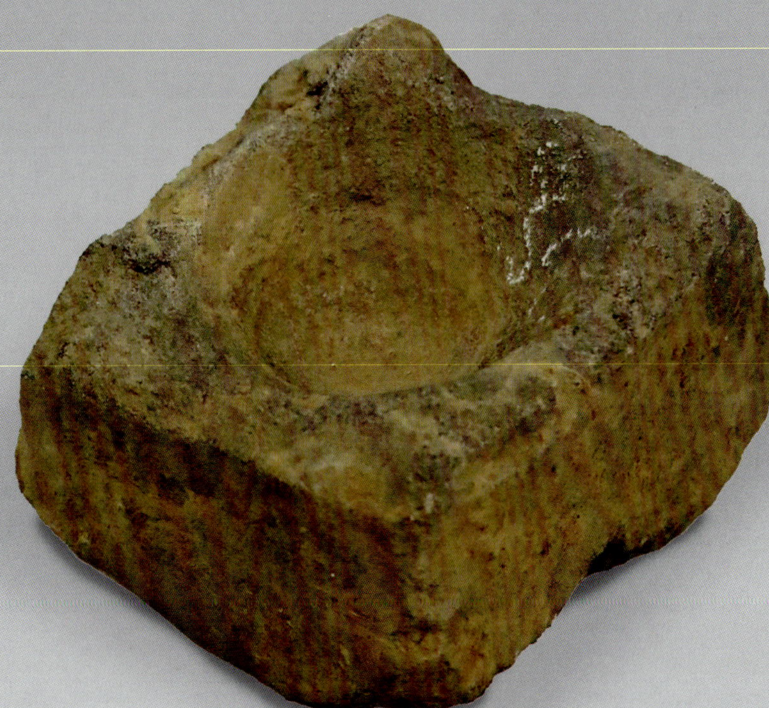

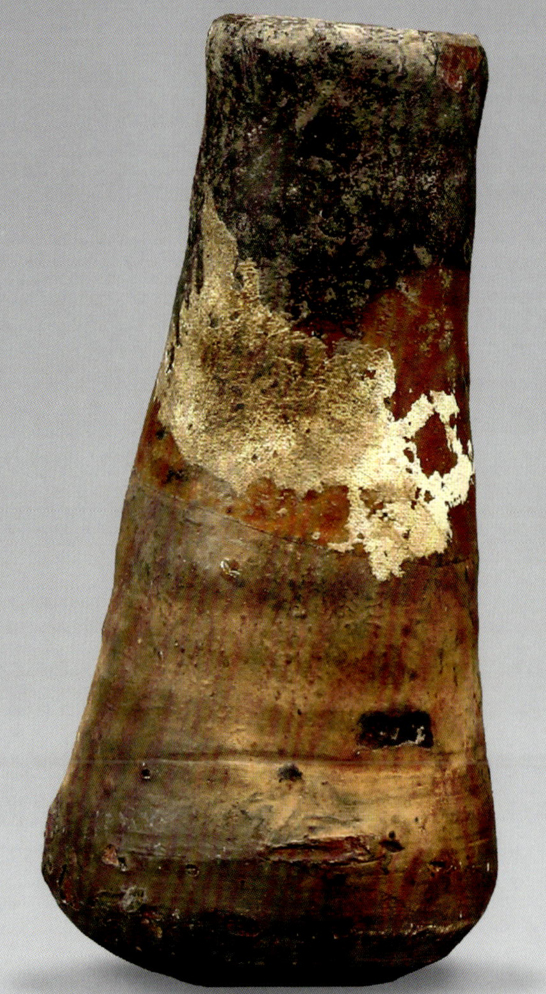

西晋瓷药杵

西晋（265—317）

尺寸：顶径 2.8 cm，底径 4.9 cm，长 9.6 cm

清药匾

清（1616—1911）

尺寸：直径 45 cm，高 6.8 cm

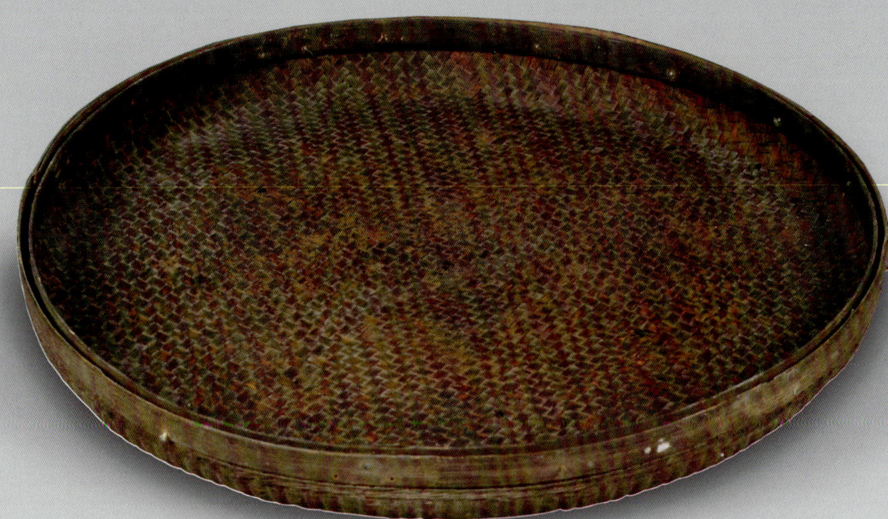

清药匾

清（1616—1911）

尺寸：直径 43.7 cm，高 5.1 cm

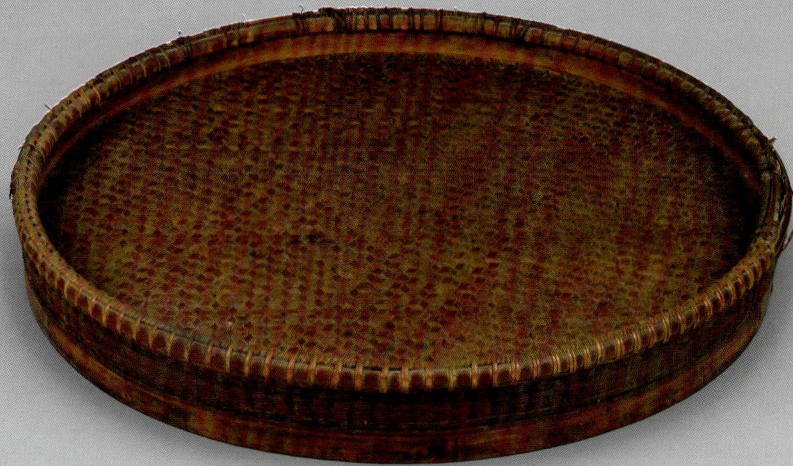

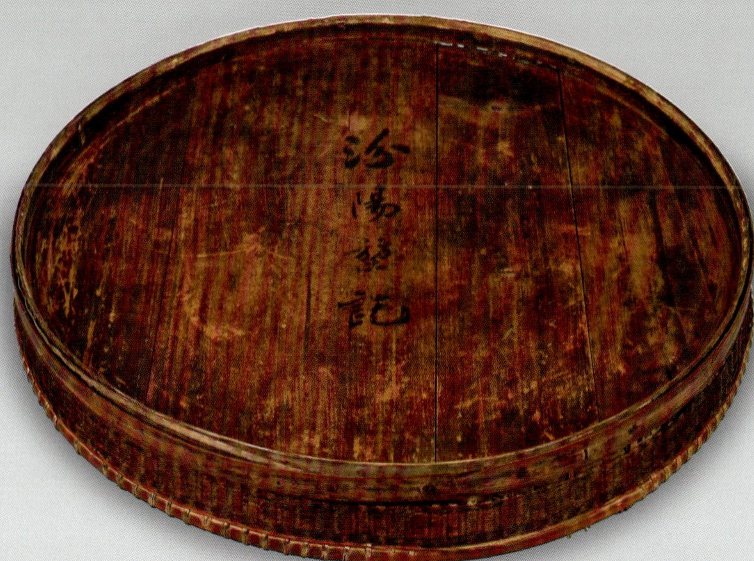

民国木制药物榨浆机器

民国（1912—1949）

尺寸：长 52.5 cm，宽 15.2 cm，高 42.2 cm

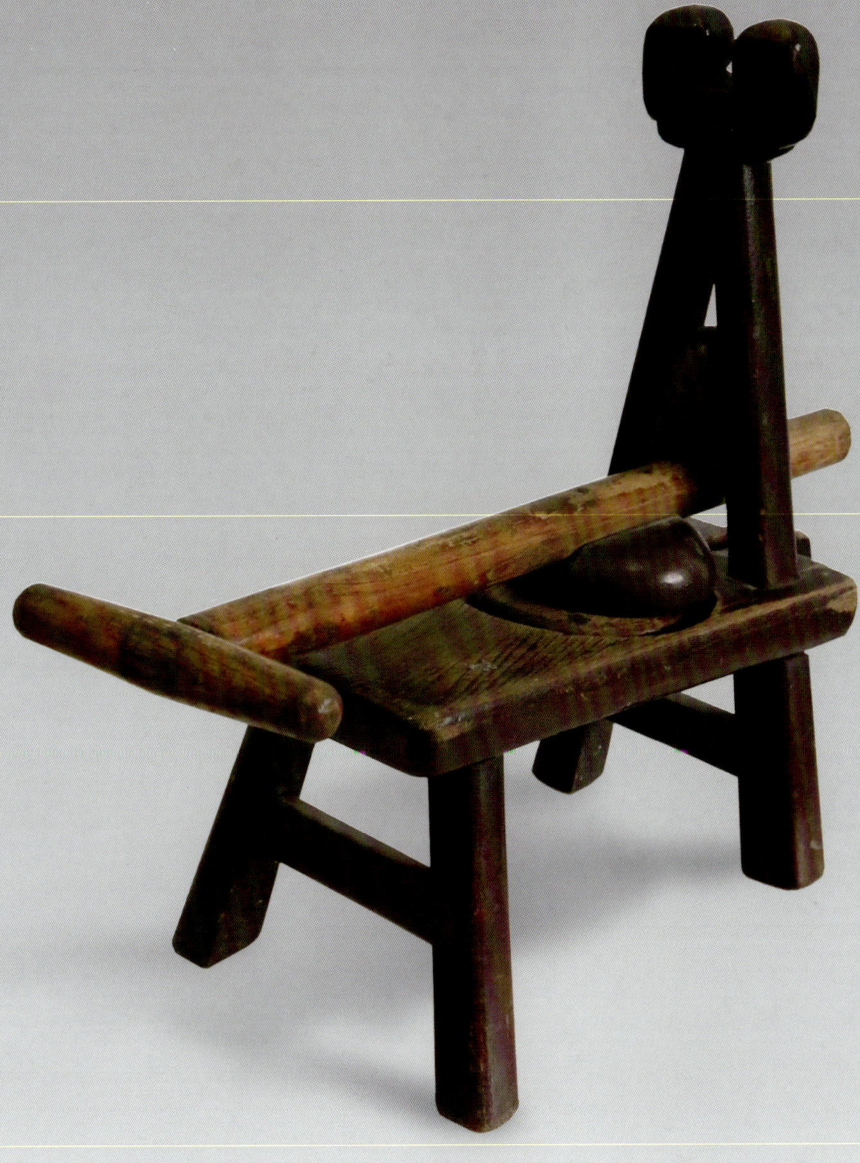

民国铁药碾子

民国（1912—1949）

尺寸：长 59.5 cm，宽 16 cm，高 14 cm

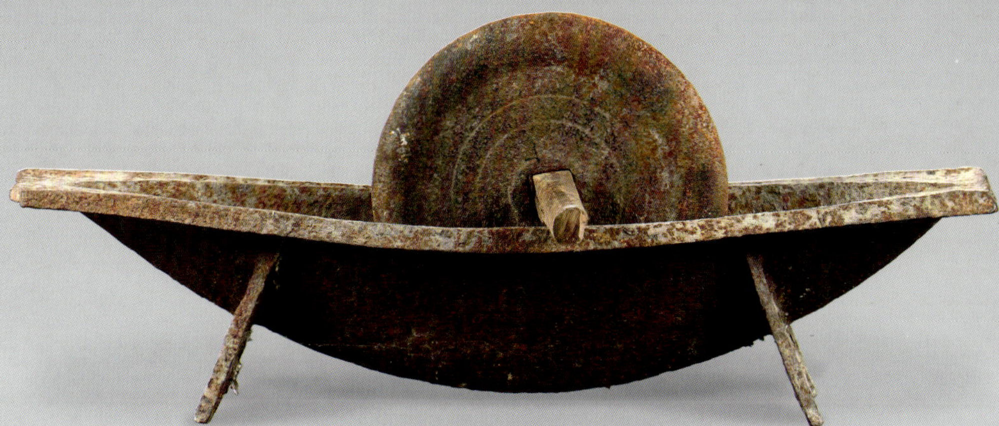

民国檀木药磨

民国（1912—1949）

尺寸：直径 11 cm，腹围 35 cm，高 4.3 cm

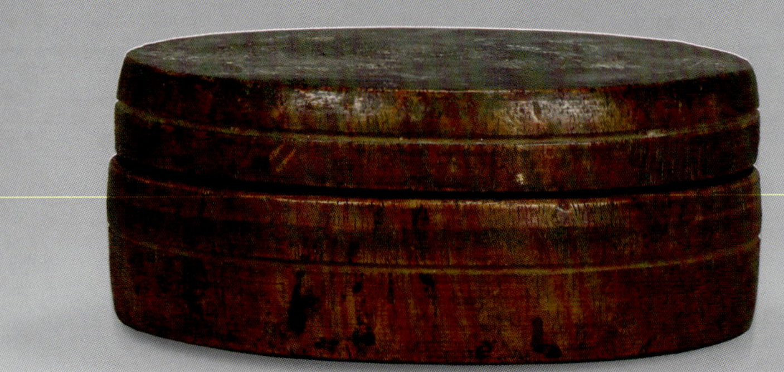

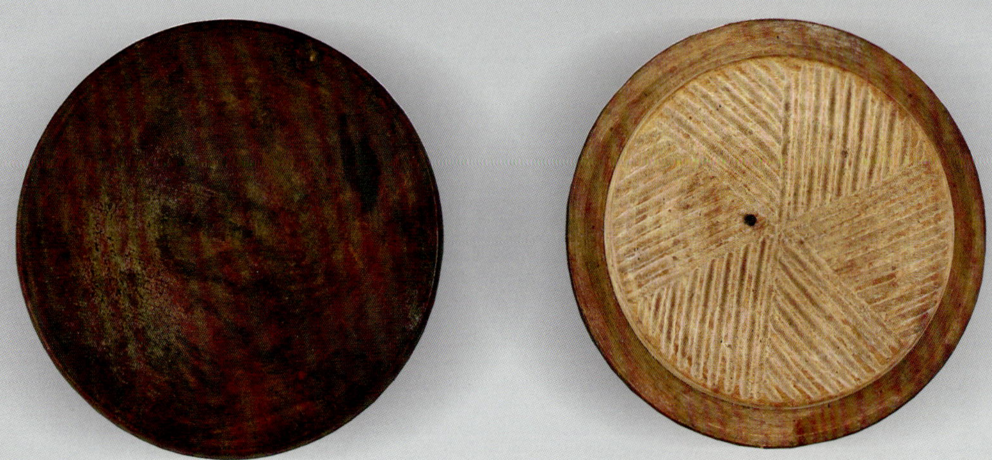

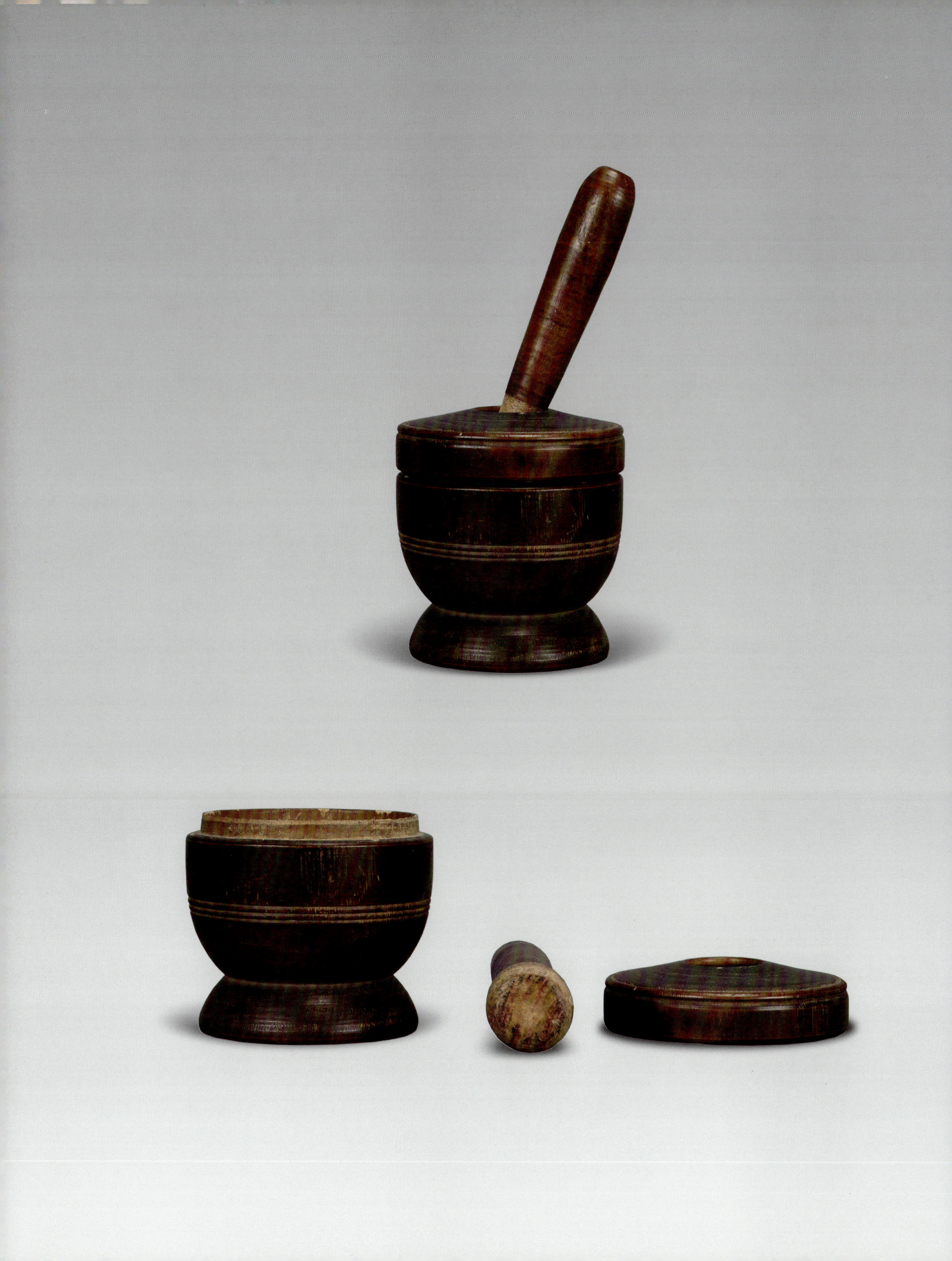

民国木制药杵臼

民国（1912—1949）

尺寸：臼高 18.4 cm，腹围 28.9 cm，底径 7.7 cm，杵长 16.5 cm，盖直径 8.5 cm，杵头直径 2.5 cm，杵柄直径 2.3 cm

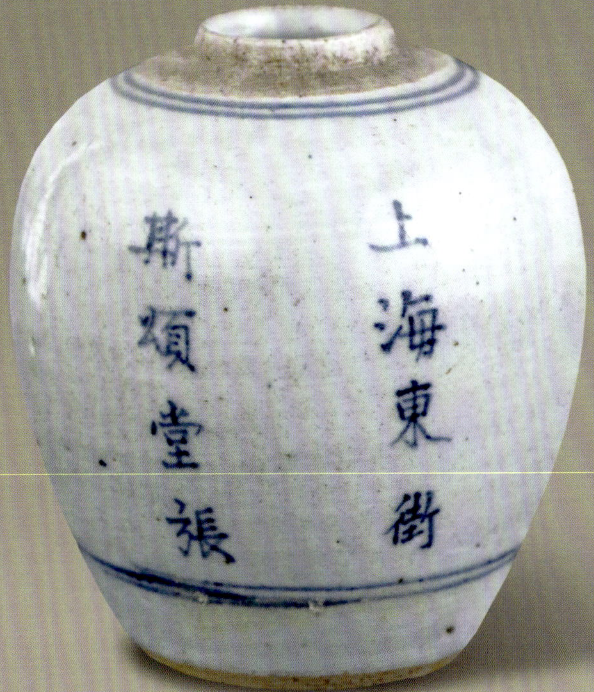

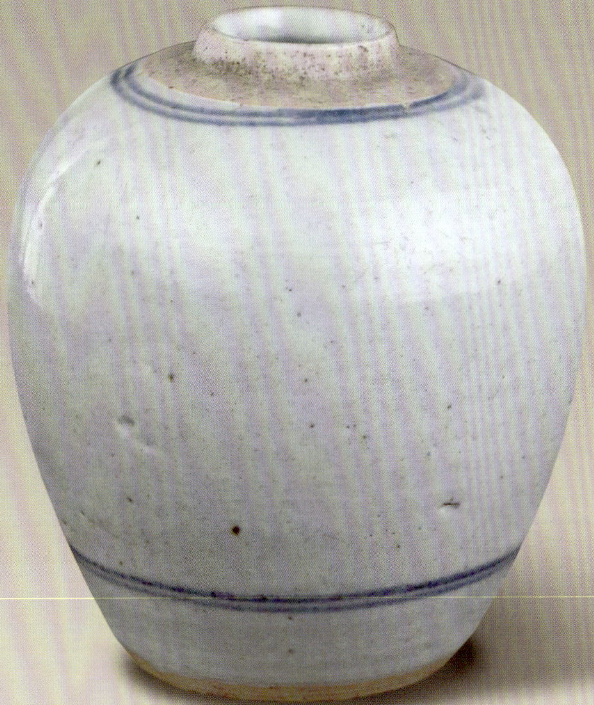

民国上海东街斯颂堂张药罐

民国（1912—1949）

尺寸：口径 3.6 cm，腹围 34.2 cm，底径 6.3 cm，高 12 cm

民国永保长生瓷药罐

民国（1912—1949）

尺寸：口径 7.2 cm，腹围 42 cm，底径 6.9 cm，高 14.8 cm

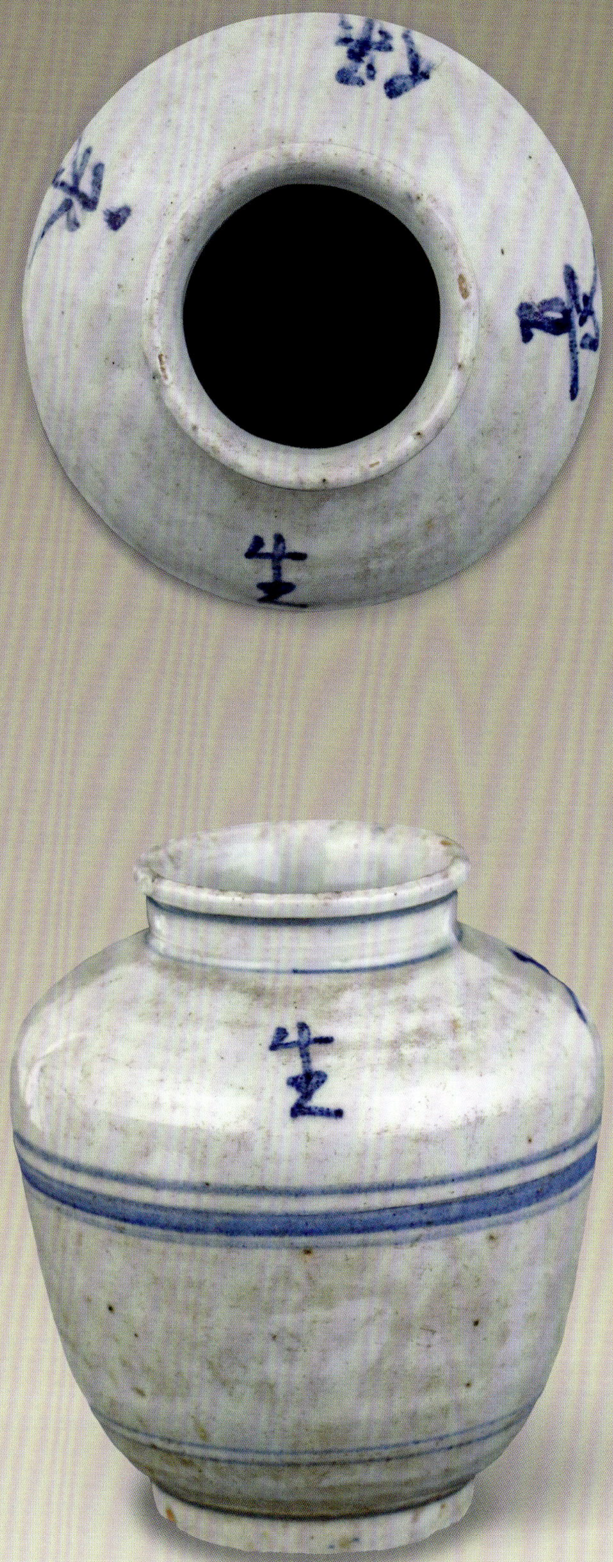

民国一片冰心瓷药罐

民国（1912—1949）

尺寸：口径 9.3 cm，腹围 45.4 cm，底径 9.1 cm，高 12.5 cm

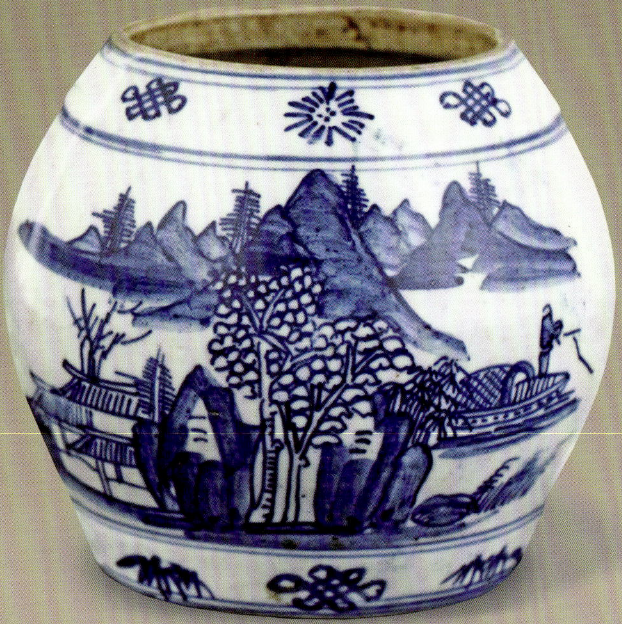

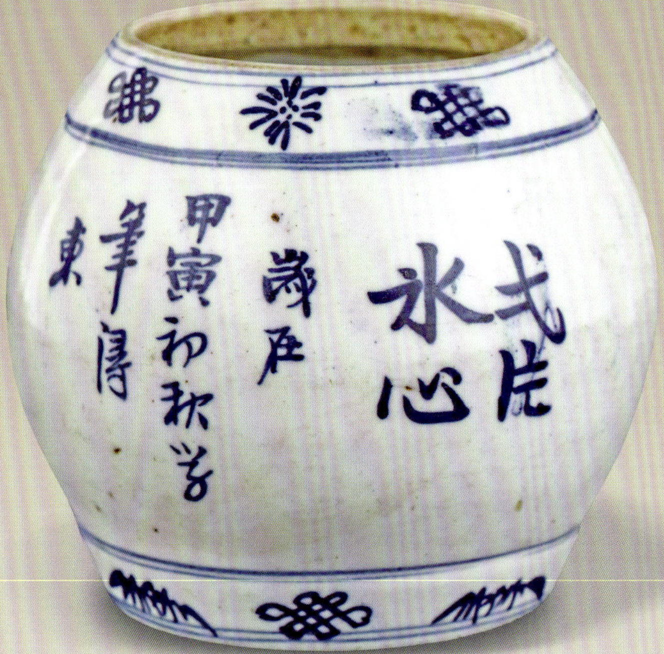

民国炒决明瓷药罐

民国（1912—1949）

尺寸：口径 7.5 cm，底径 11.5 cm，腹围 63 cm，高 26.5 cm

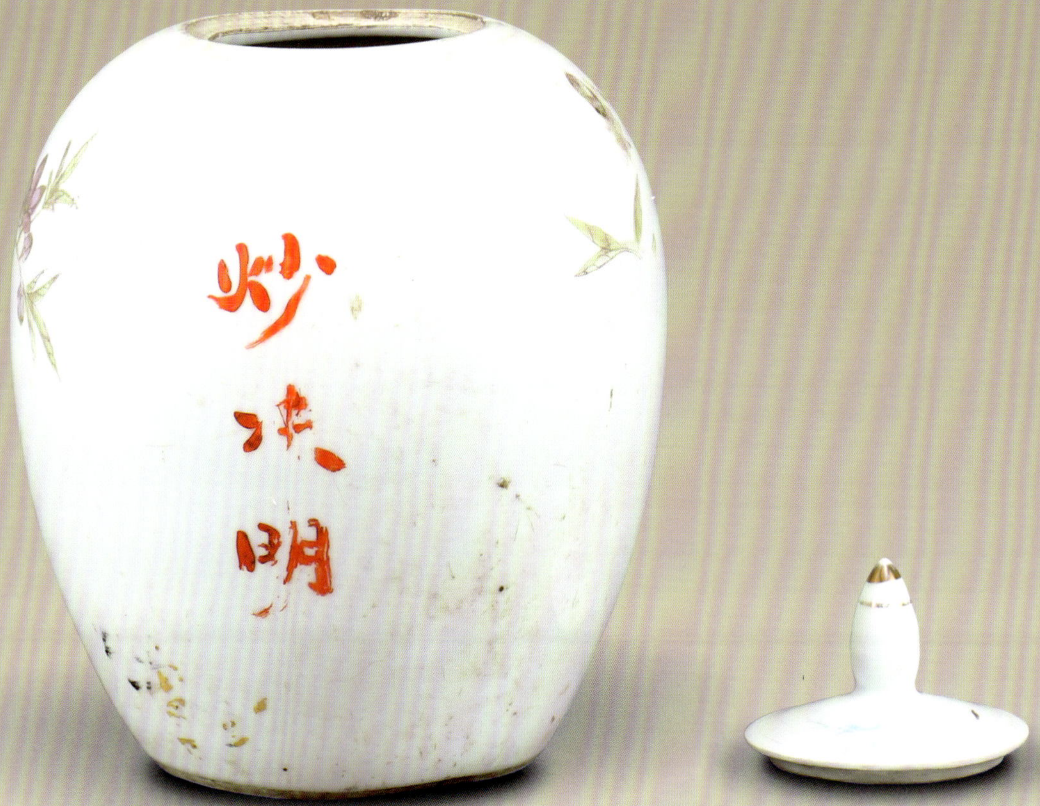

民国山楂瓷药罐

民国（1912—1949）

尺寸：口径 7.6 cm，腹围 65.9 cm，底径 14.3 cm，高 33.7 cm

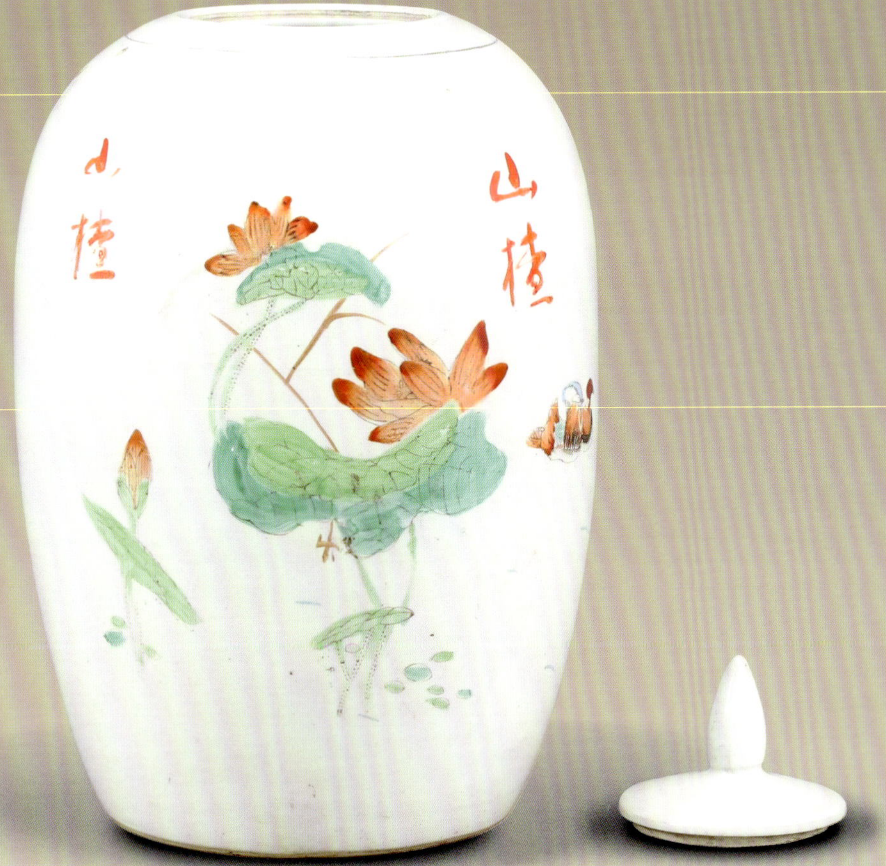

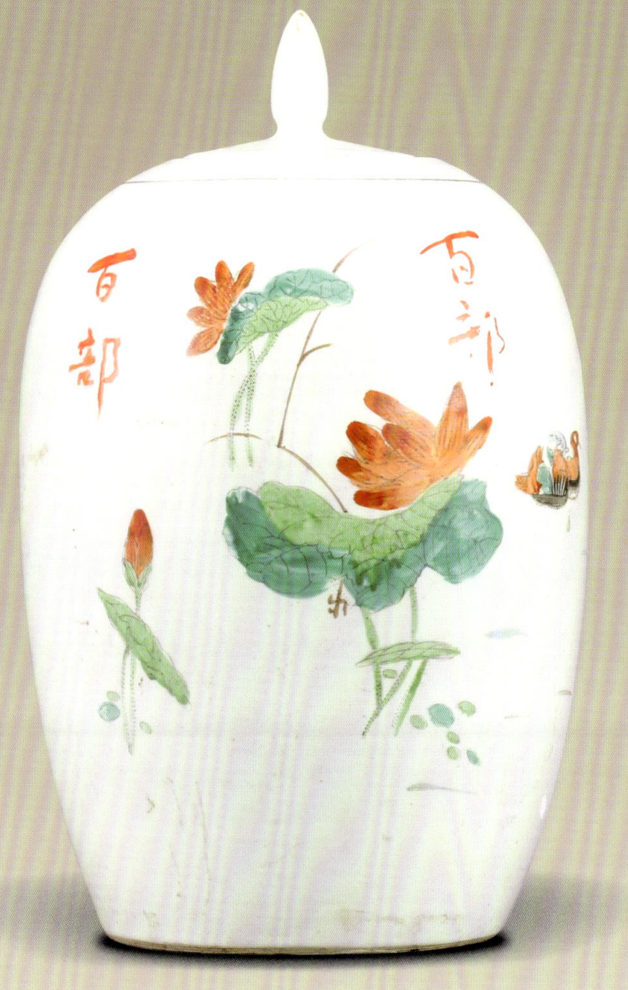

民国百部瓷药罐

民国（1912—1949）

尺寸：口径 8 cm，腹围 68 cm，底径 14.5 cm，高 34.5 cm

民国黄芪瓷药罐

民国（1912—1949）

尺寸：口径 7.5 cm，底径 14.2 cm，腹围 65 cm，高 32.1 cm

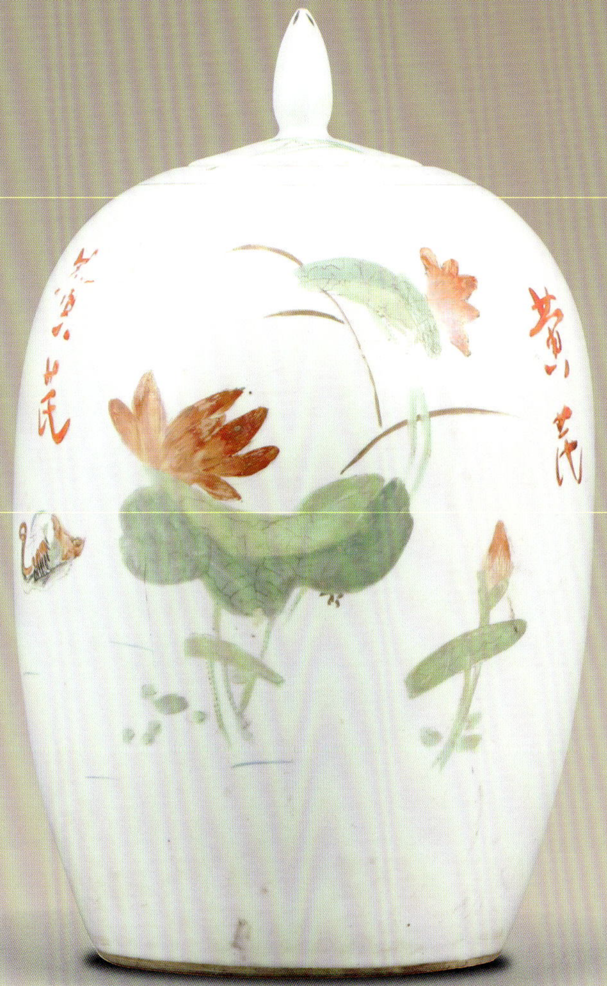

民国行军散瓷药罐

民国（1912—1949）

尺寸：口径 7.5 cm，底径 11.3 cm，腹围 62 cm，高 27.8 cm

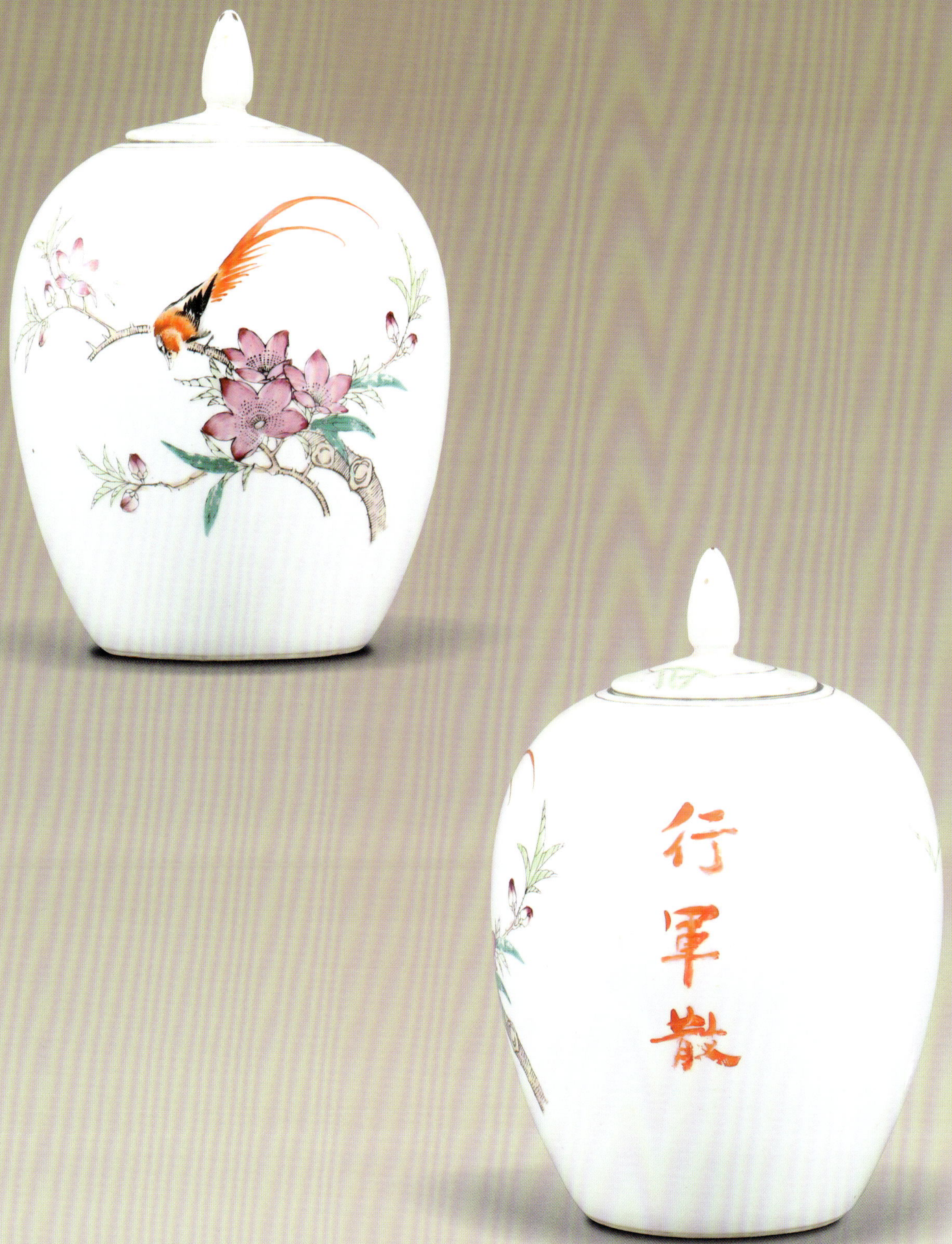

明白釉铁锈花飞草纹瓷罐

明（1368—1644）

尺寸：口径 18 cm，腹围 144 cm，底径 24 cm，高 70 cm

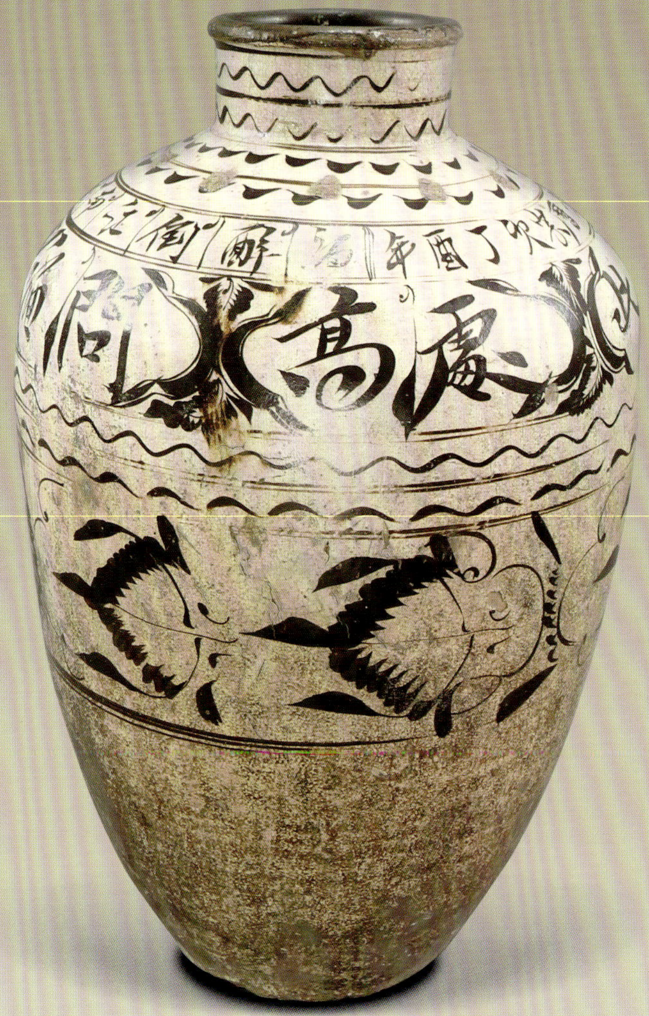

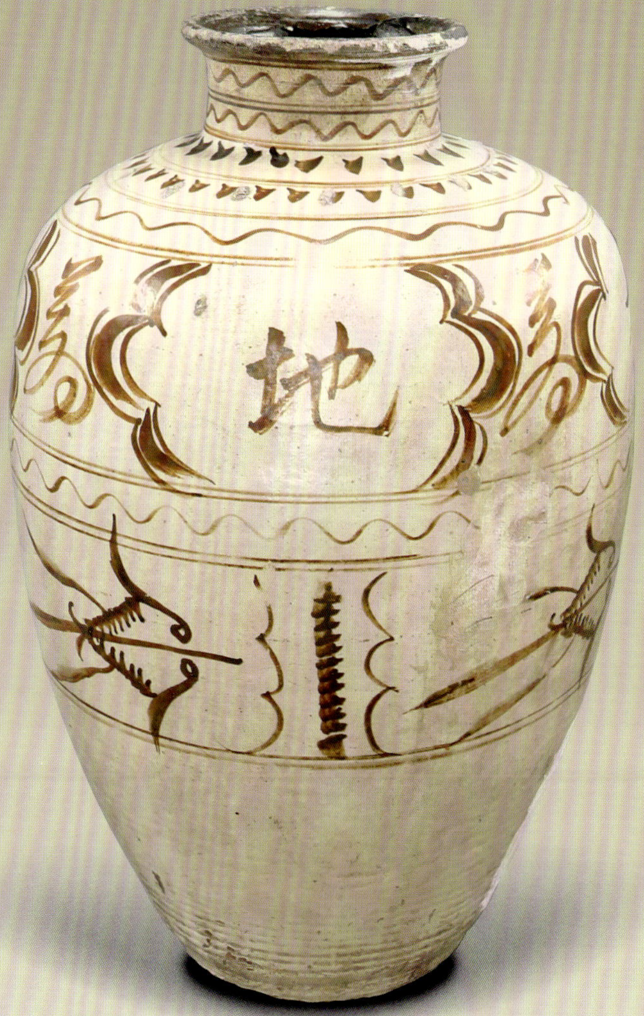

明白釉铁锈花飞草纹瓷罐

明（1368—1644）

尺寸：口径 19 cm，腹围 135 cm，底径 22.5 cm，高 65 cm

明白釉铁锈花瓷罐

明（1368—1644）

尺寸：口径 28.5 cm，腹围 138 cm，底径 22 cm，高 62 cm

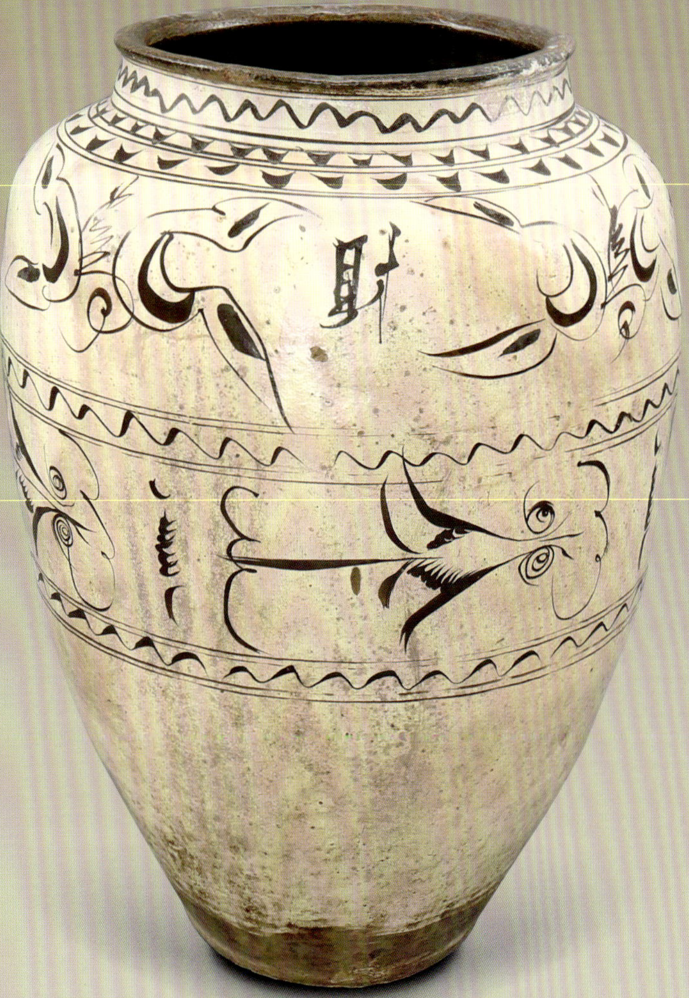

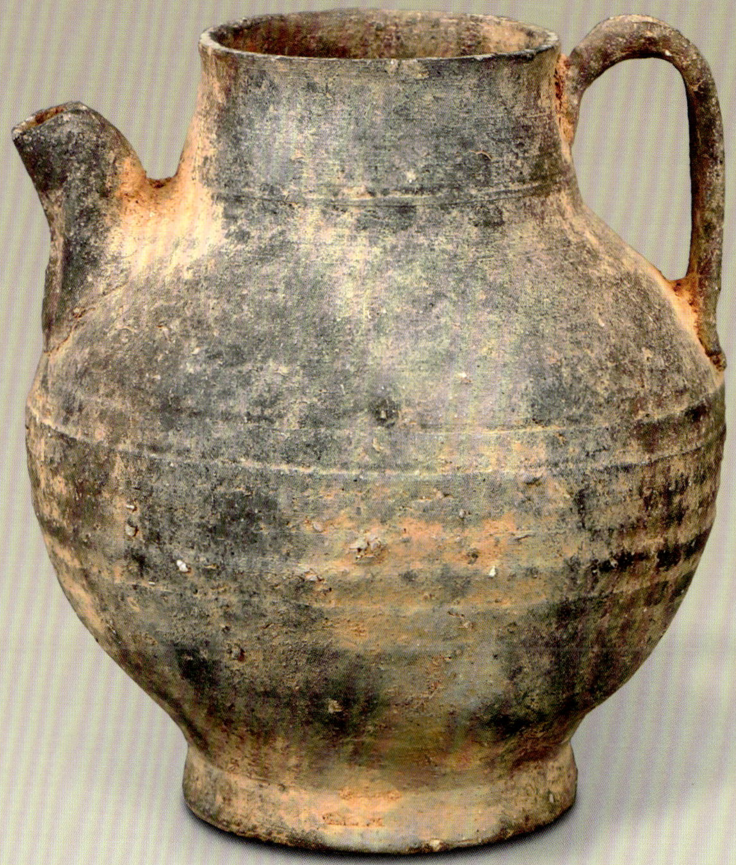

北宋黑釉短流陶执壶

北宋（960—1127）

尺寸：口径 6.3 cm，腹围 38.6 cm，底径 6.8 cm，高 13.4 cm

南宋景德镇影青瓷深腹碗

南宋（1127—1279）

尺寸：口径 14.4 cm，底径 5.1 cm，高 6.5 cm

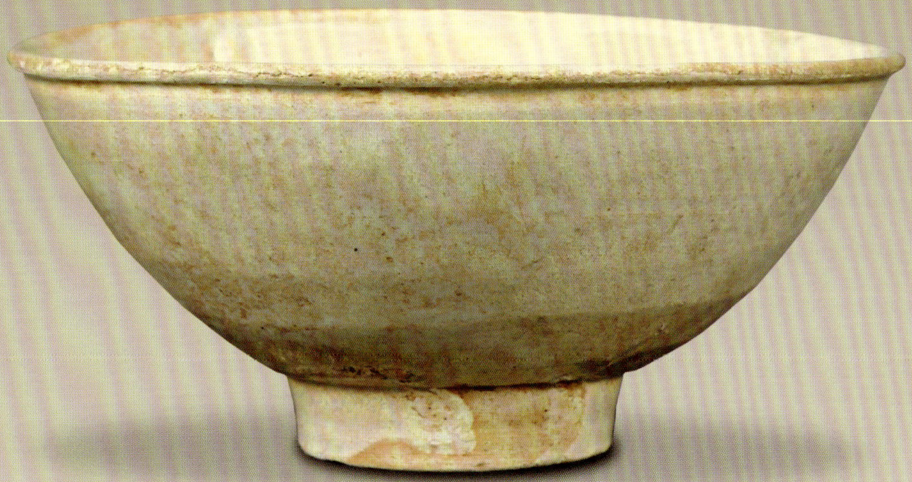

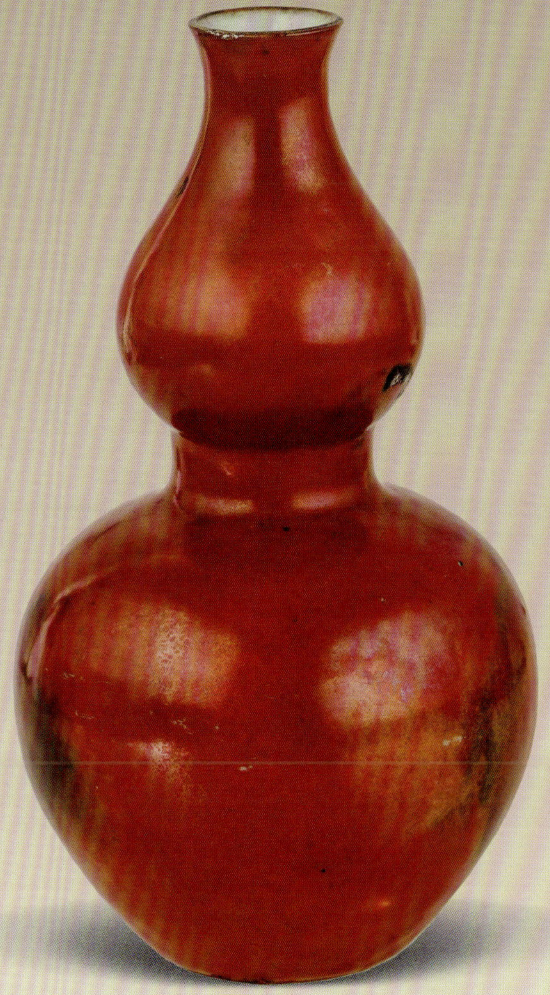

清珊瑚釉葫芦瓶

清（1616—1911）

尺寸：口径 3.4 cm，底径 5.4 cm，高 21.1 cm

清青花瓷葫芦瓶

清（1616—1911）

尺寸：口径 4.7 cm，腹围 52.4 cm，底径 9.8 cm，高 18.4 cm

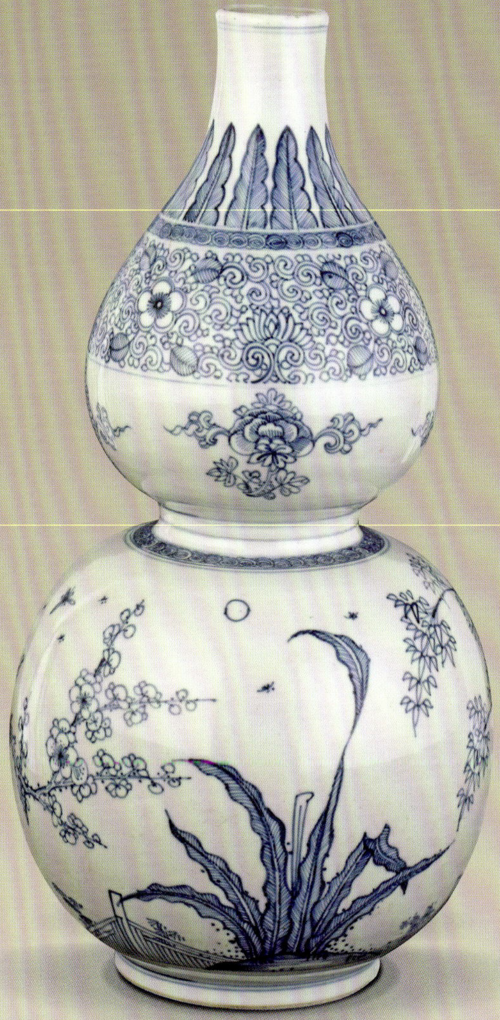

清冰凌花纹青花瓷药瓶

清（1616—1911）

尺寸：口径 3.1 cm，腹围 16.3 cm，底径 3.5 cm，高 7.5 cm

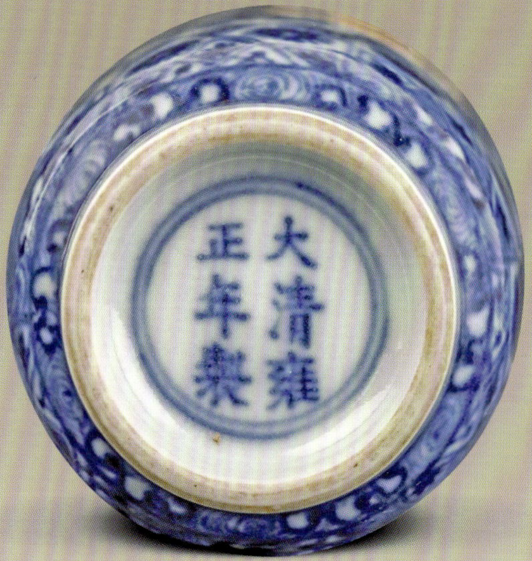

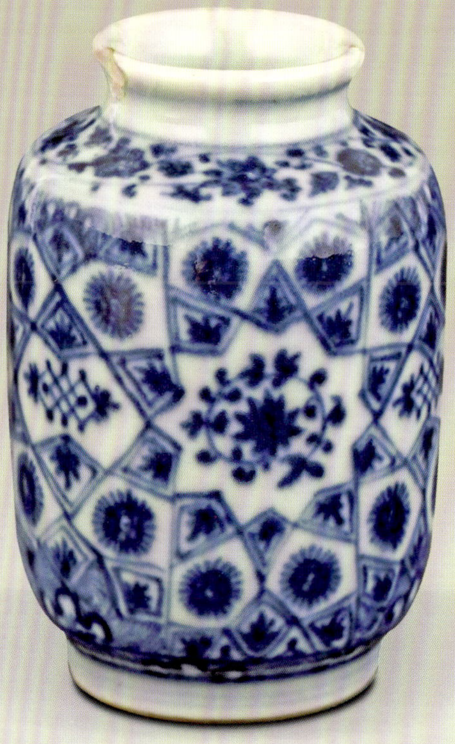

清青花釉里红瓷药瓶

清（1616—1911）

尺寸：口径 1.8 cm，腹围 12.9 cm，底径 3 cm，高 8.5 cm

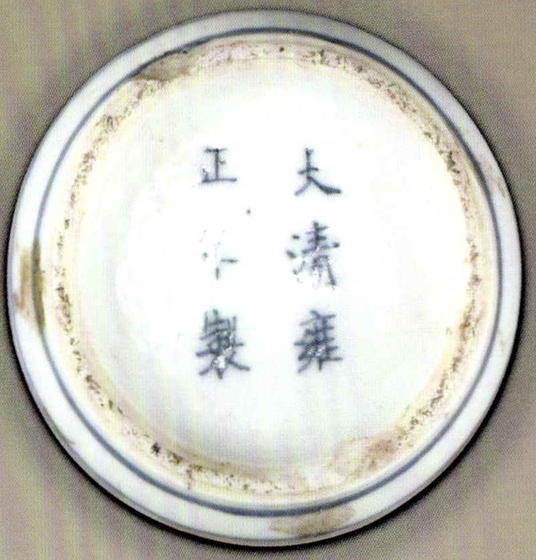

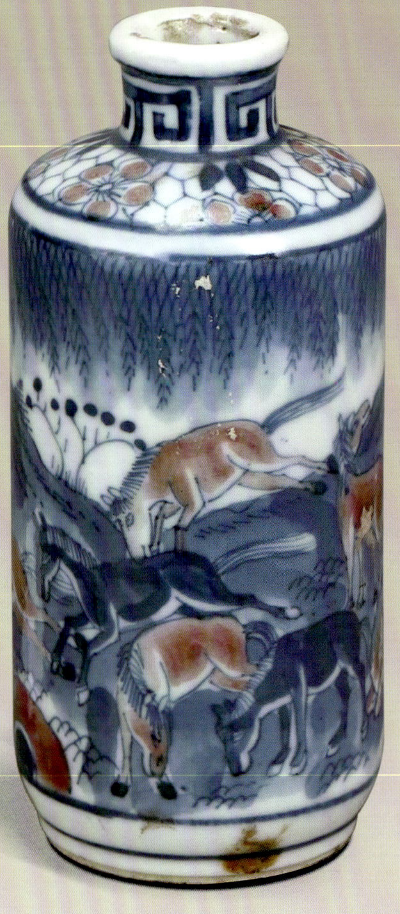

清青花釉里红龙纹梅瓶形鼻烟壶瓷药瓶

清（1616—1911）

尺寸：口径 1.3 cm，腹围 15.4 cm，底径 2.8 cm，高 8.2 cm

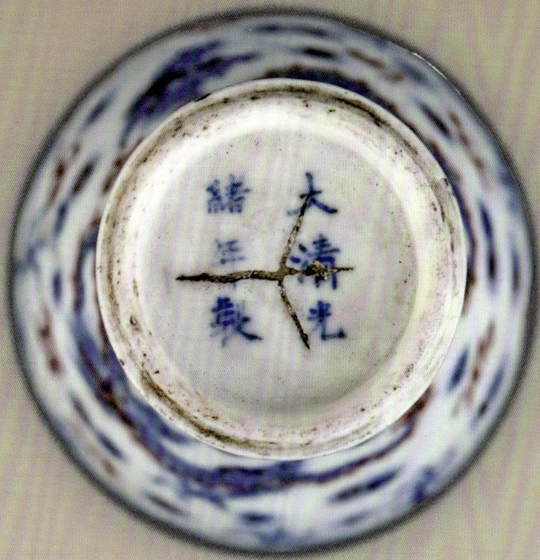

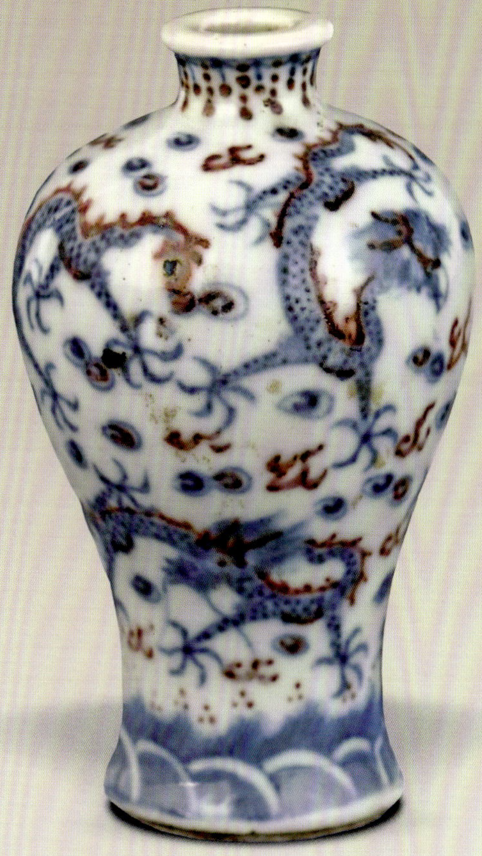

民国石竹芭蕉纹青花瓷药瓶

民国（1912—1949）

尺寸：口径 1.5 cm，腹围 9.5 cm，底径 2.8 cm，高 9.2 cm

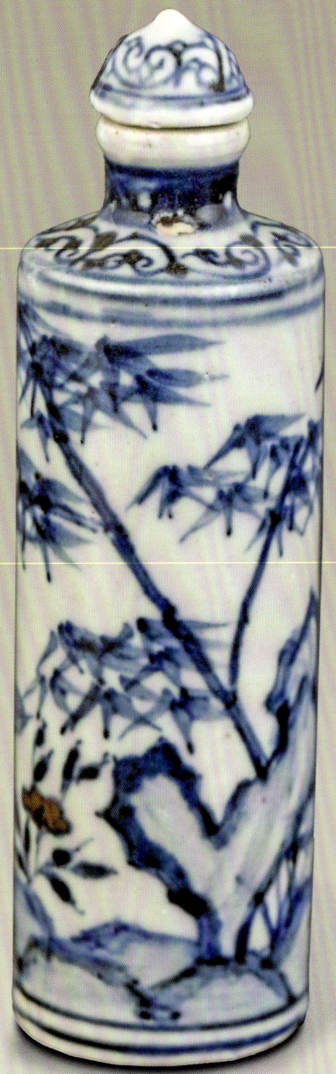

清青花葫芦形瓷药瓶

清（1616—1911）

尺寸：口径 1.5 cm，上腹围 7.4 cm，下腹围 15 cm，底径 3.2 cm，高 8.5 cm

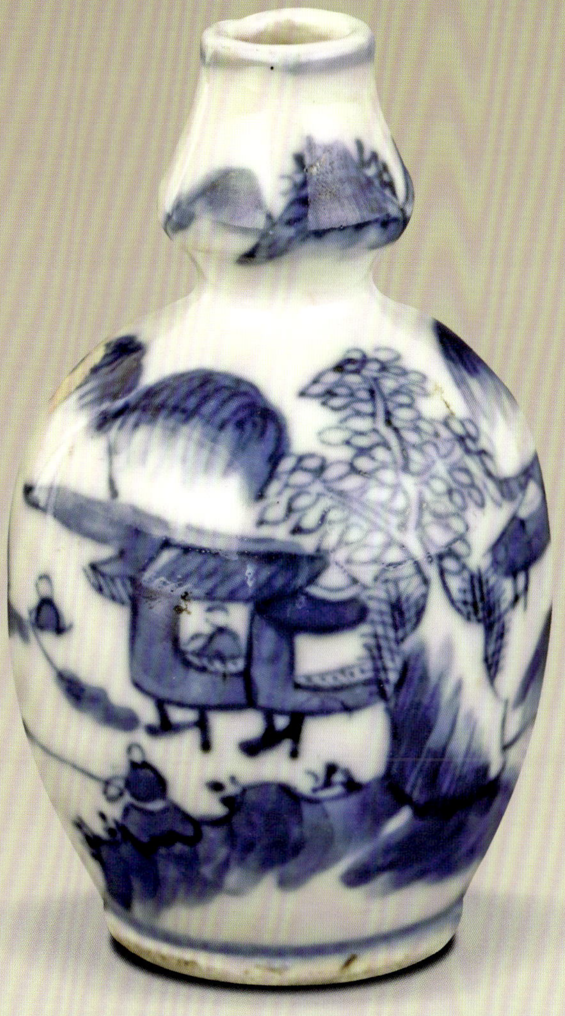

清缠枝花纹青花瓷药瓶

清（1616—1911）

尺寸：口径 1.6 cm，腹围 13.6 cm，底径 2.1 cm，高 6.4 cm

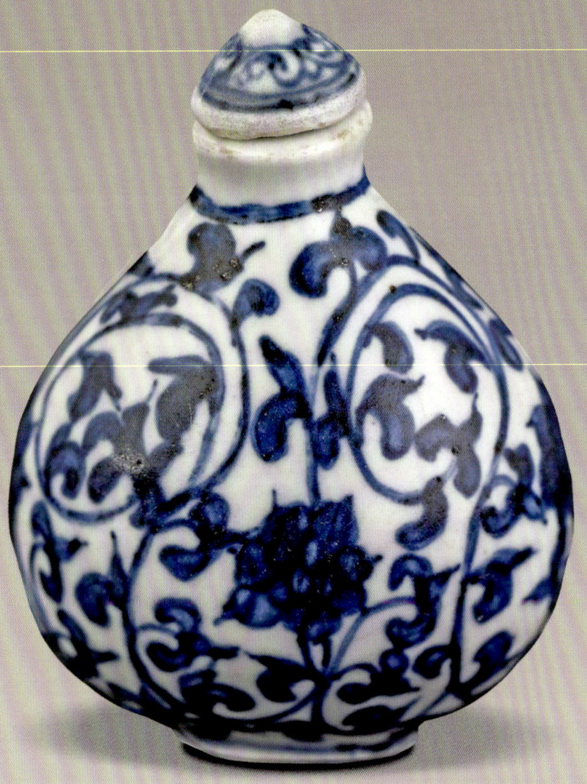

清五彩瓷药罐

清（1616—1911）

尺寸：口径 2.2 cm，腹围 13.4 cm，底径 3 cm，高 8 cm

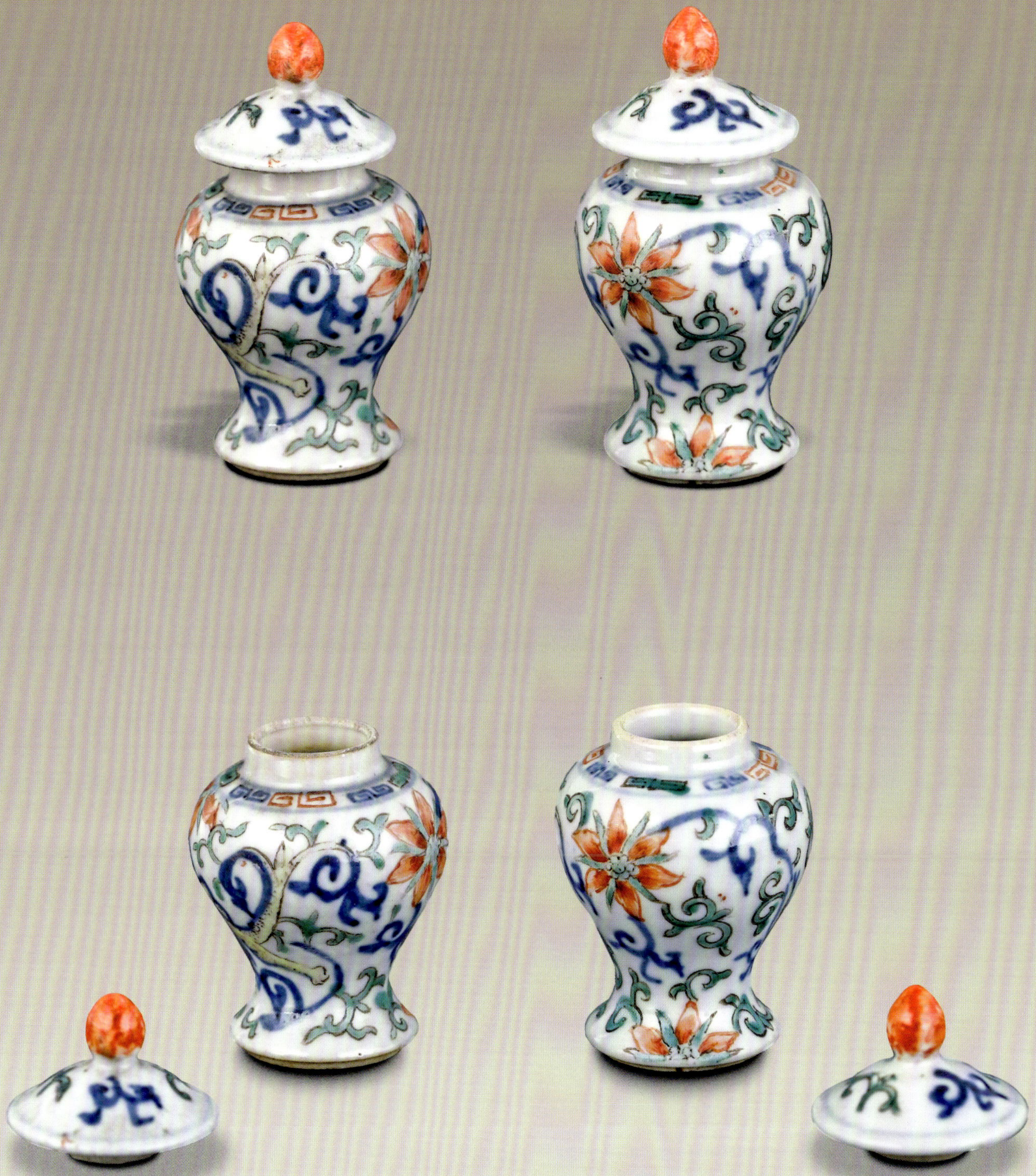

清麒麟纹青花瓷药瓶

清（1616—1911）

尺寸：口径 1.2 cm，腹围 17 cm，底径 3 cm，高 6.4 cm

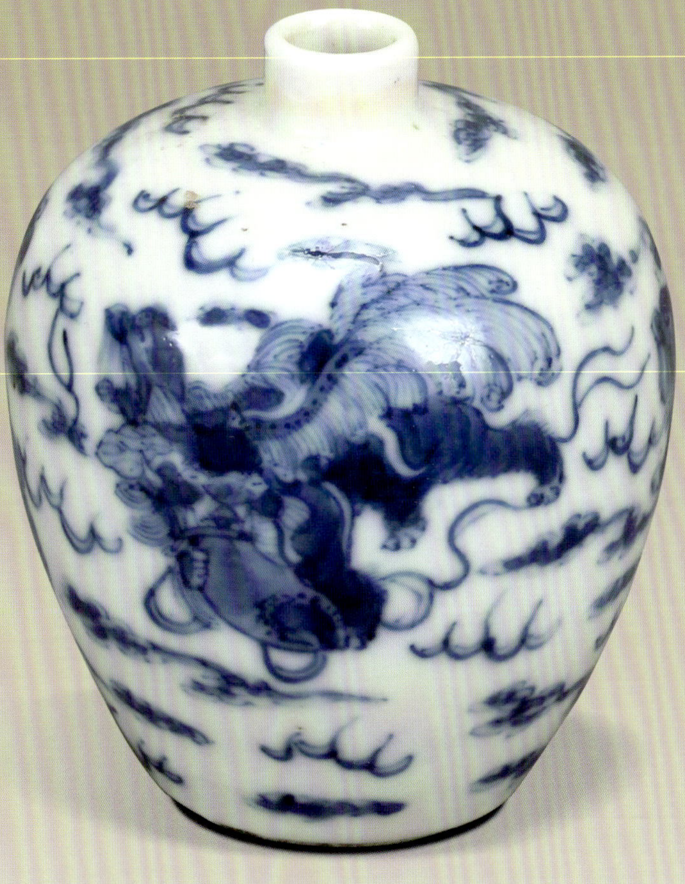

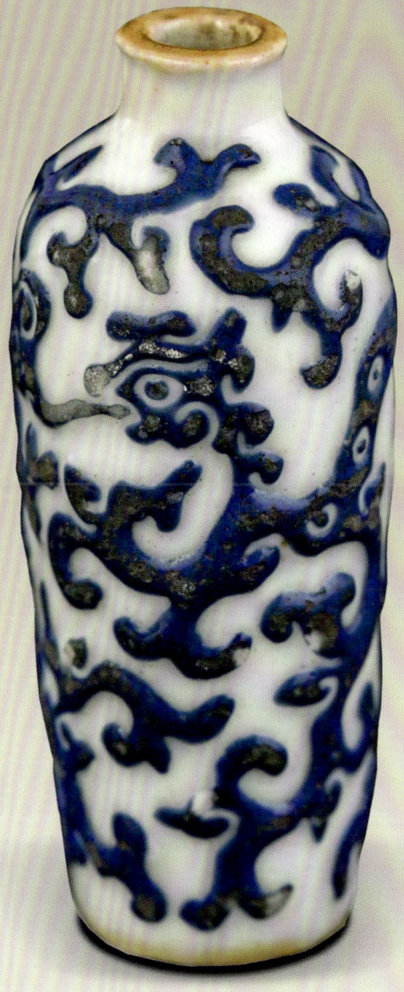

清料彩夔龙纹鼻烟壶

清（1616—1911）

尺寸：口径 1.1 cm，腹围 8.9 cm，底径 1.9 cm，高 6.8 cm

民国吉林济生药房监制咳嗽药木制药盒

民国（1912—1949）

尺寸：长 11.5 cm，宽 4.8 cm，高 15.5 cm

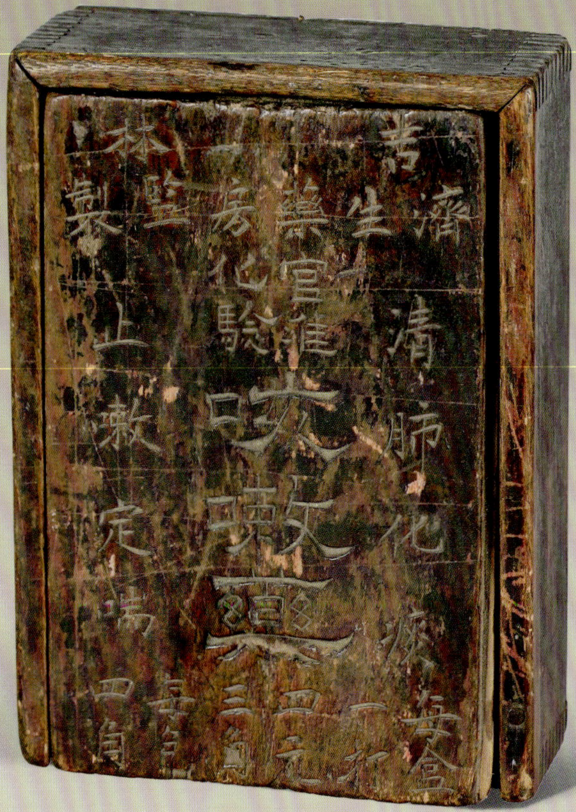

民国参茸药店水霜梅酥丸木制药盒

民国（1912—1949）

尺寸：长 11.4 cm，宽 4.4 cm，高 18.8 cm

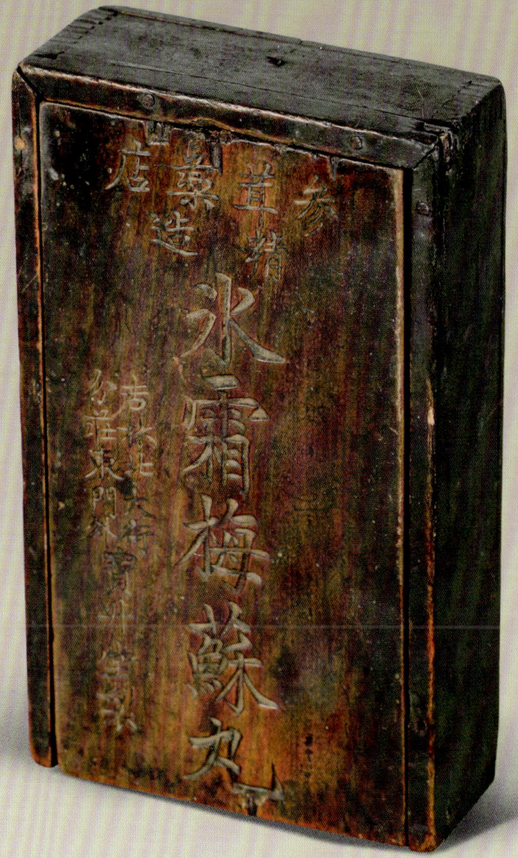

民国长春同发和参茸药店老山参糖木制药盒

民国（1912—1949）

尺寸：长 11.4 cm，宽 4.4 cm，高 18.8 cm

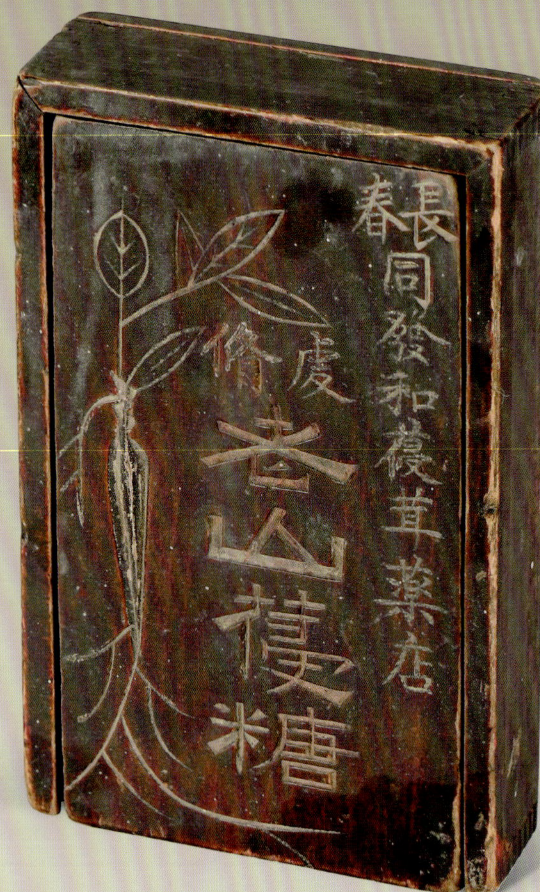

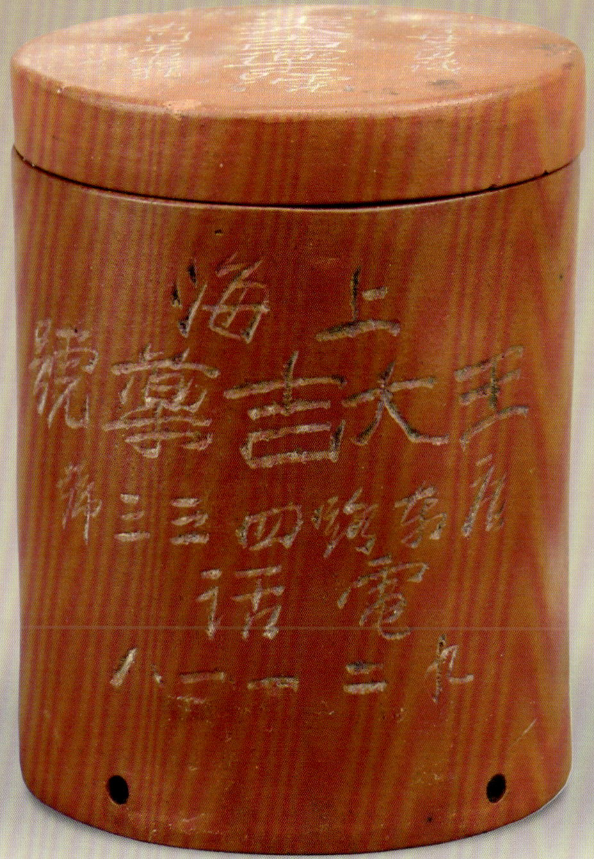

民国上海王大吉药号紫砂药盒

民国（1912—1949）

尺寸：口径 8.5 cm，腹围 27.7 cm，高 11.2 cm

民国同仁堂银药瓶

民国（1912—1949）

尺寸：腹围 14.5 cm，口径 1.4 cm，底径 2.5 cm，高 7.8 cm

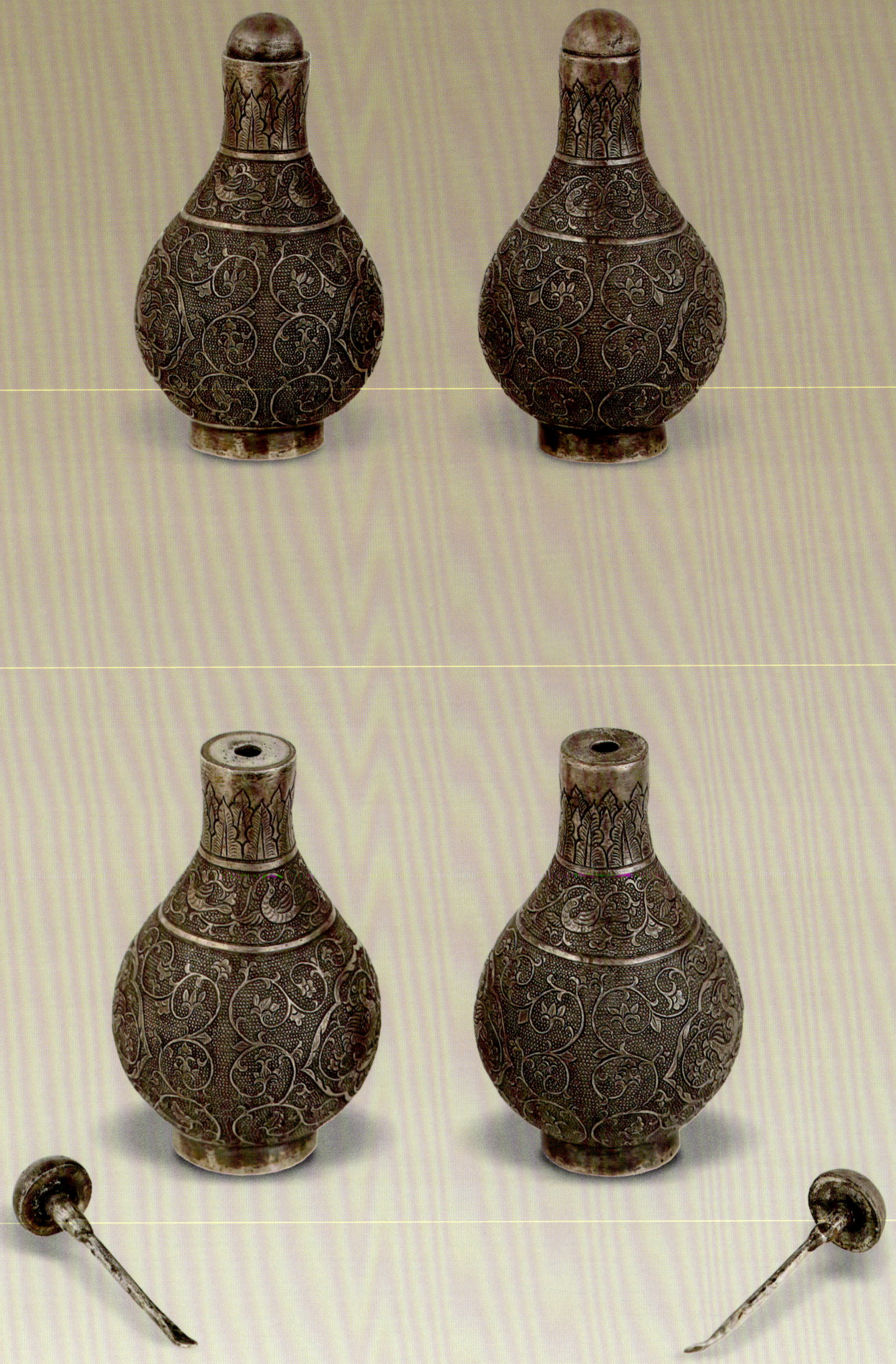

民国蔡同德堂洞天长春膏白釉瓷药罐

民国（1912—1949）

尺寸：口径 7.3 cm，底径 8.3 cm，腹围 38.1 cm，高 8.7 cm

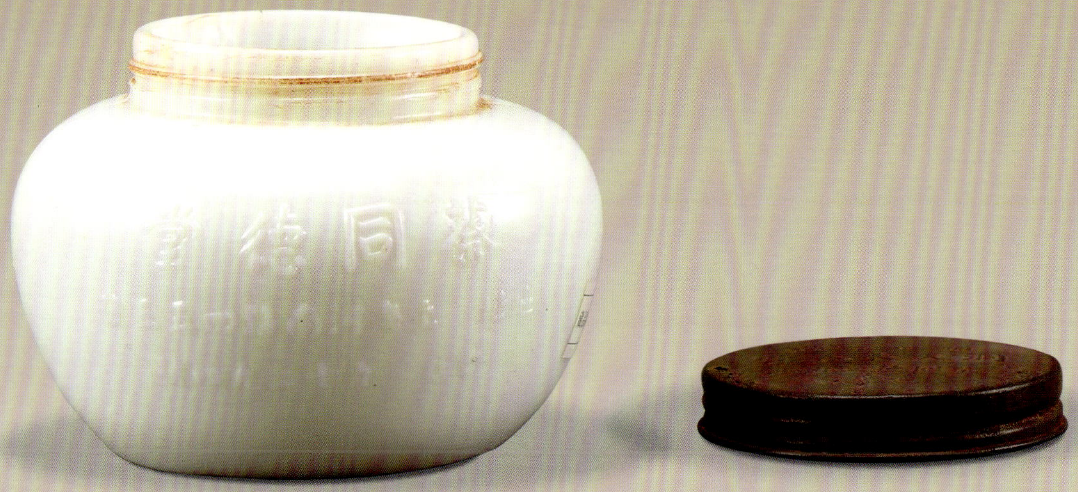

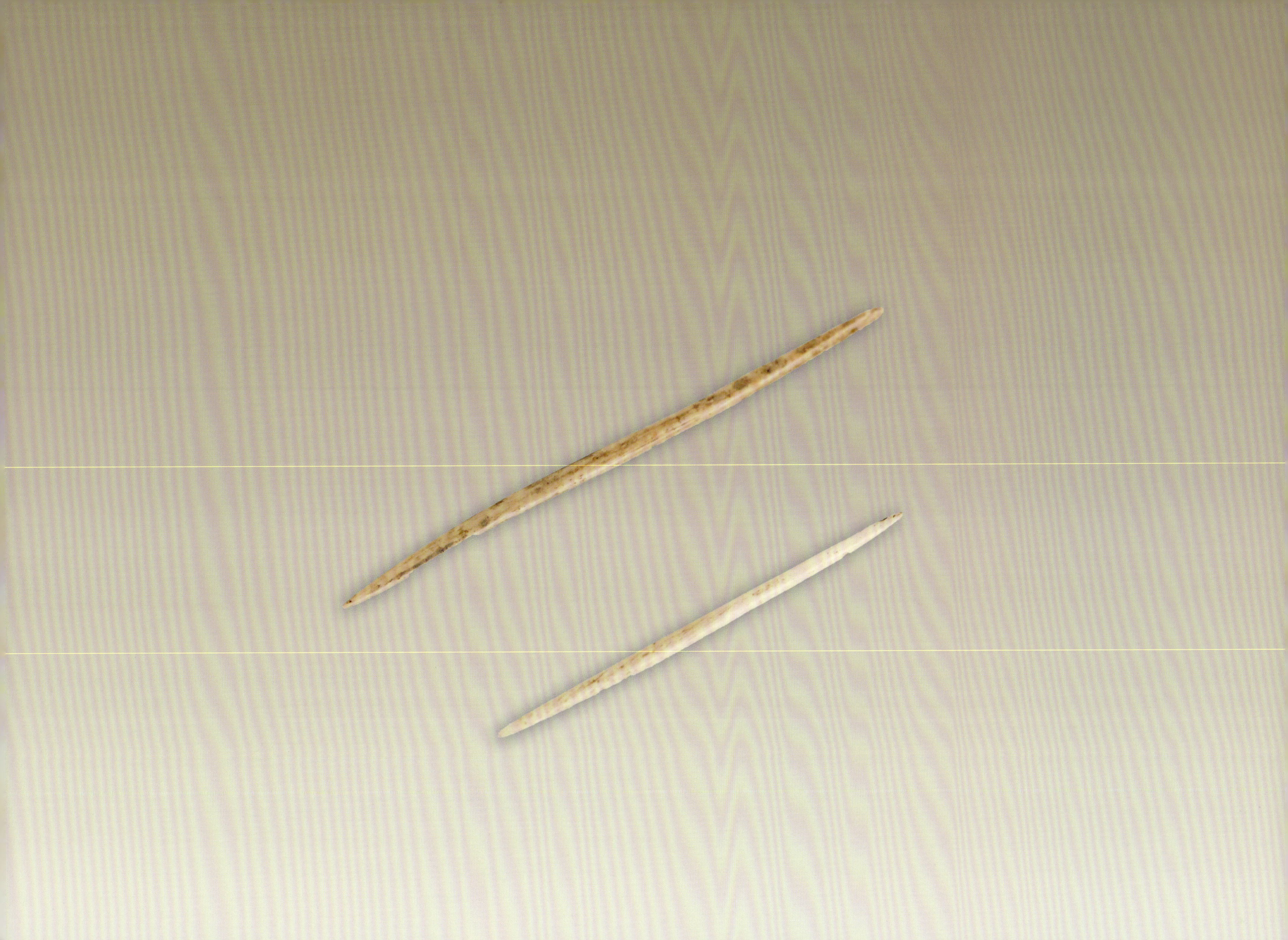

西周骨针

西周（公元前 1046—公元前 771）
尺寸：长 5.6 cm, 短 4.2 cm

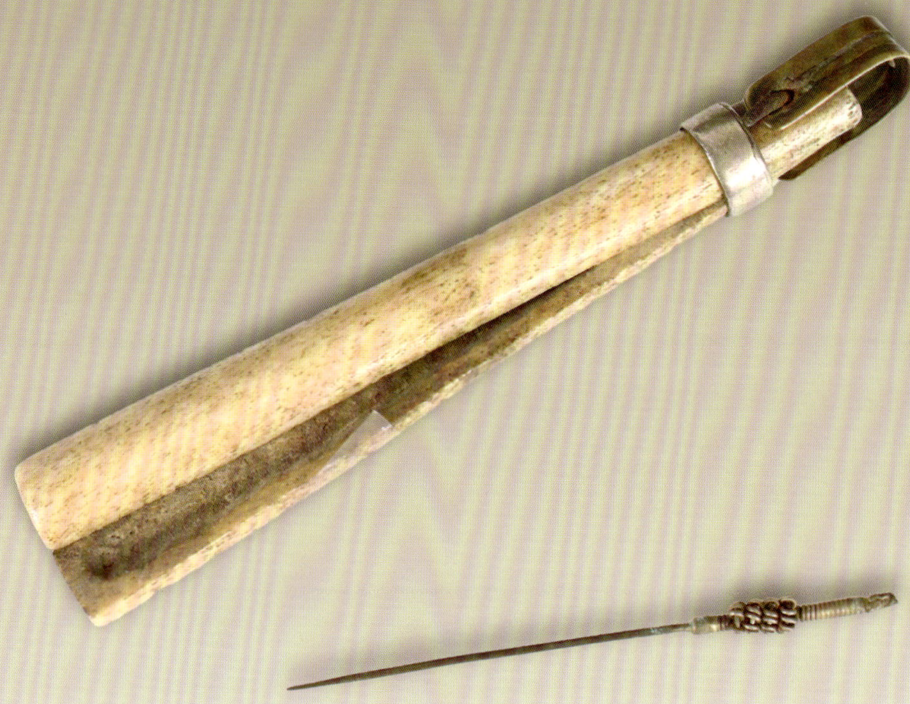

象牙针夹

现代
尺寸：长 10.5 cm

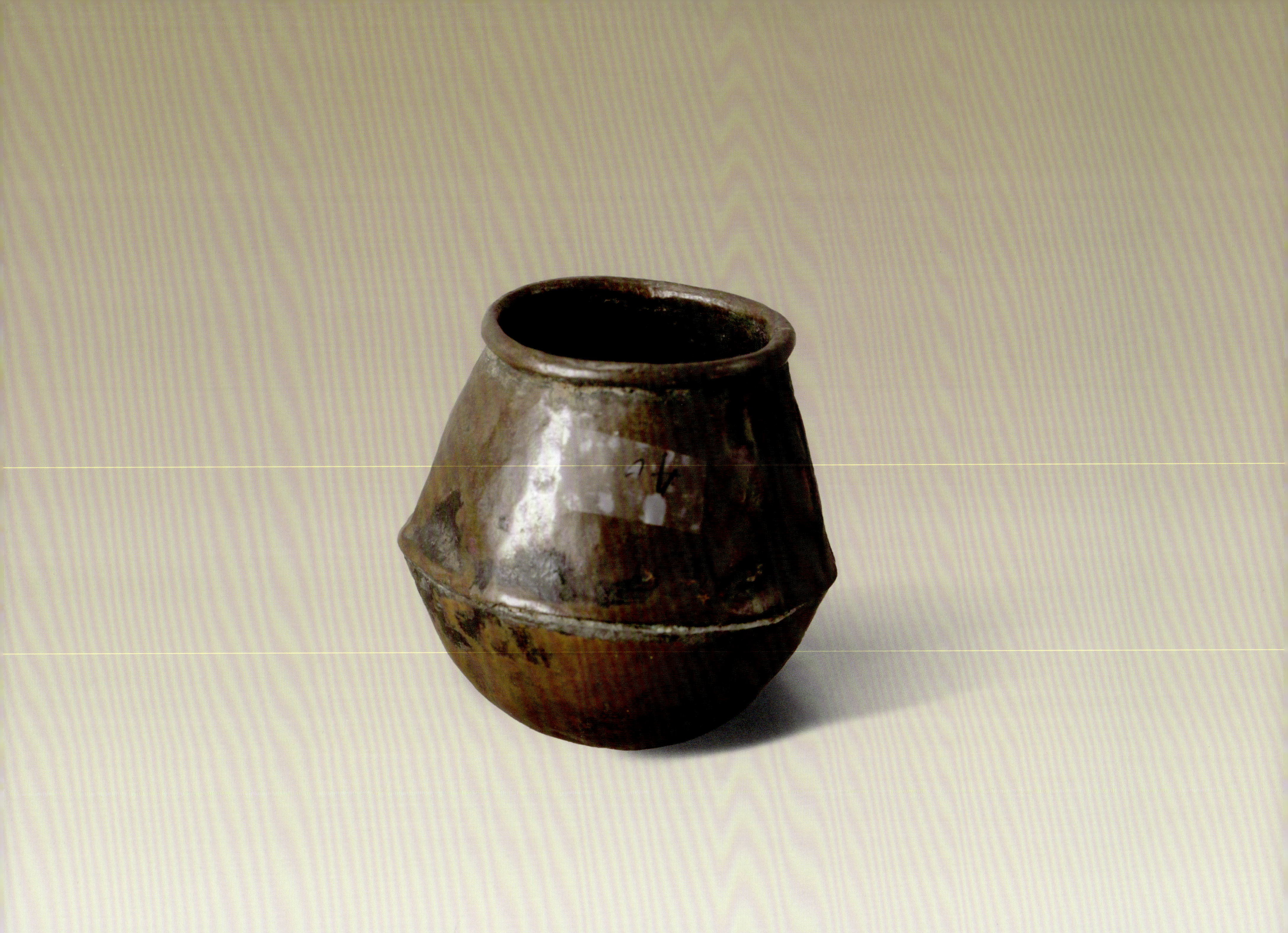

铜火罐

现代

尺寸：高 5.5 cm，口径 4.1 cm

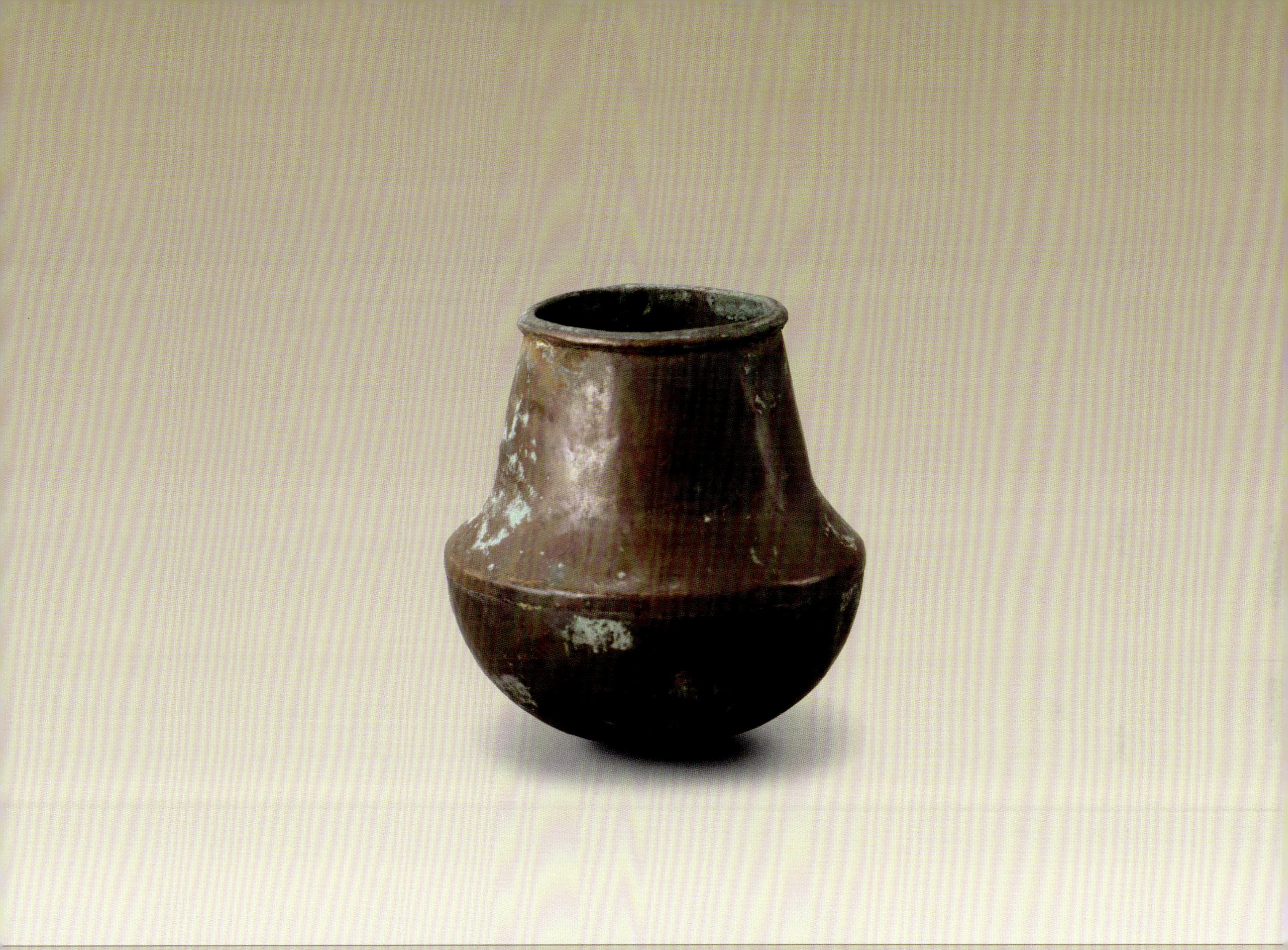

铜火罐

现代

尺寸：高 7.3 cm，口径 4.2 cm

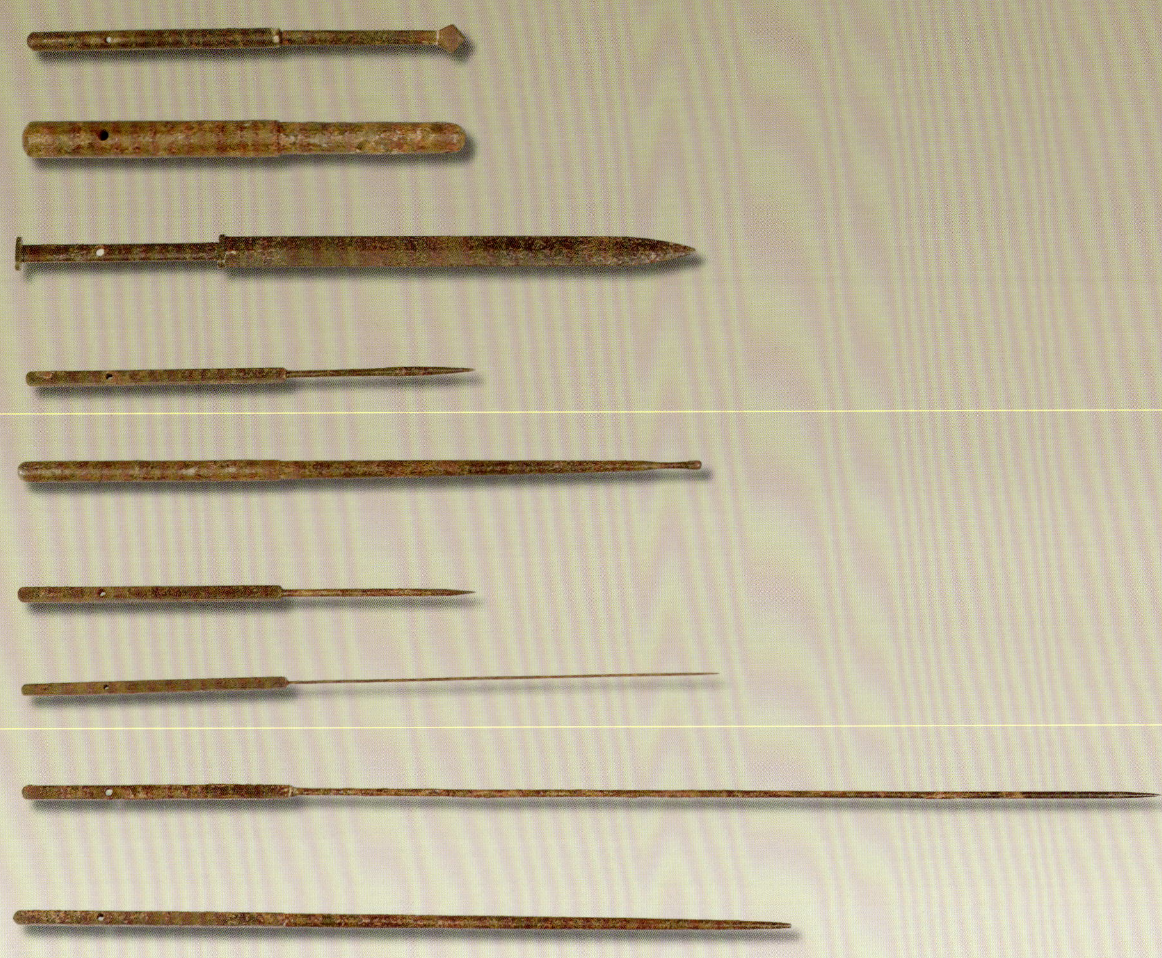

仿古代九针针具

现代

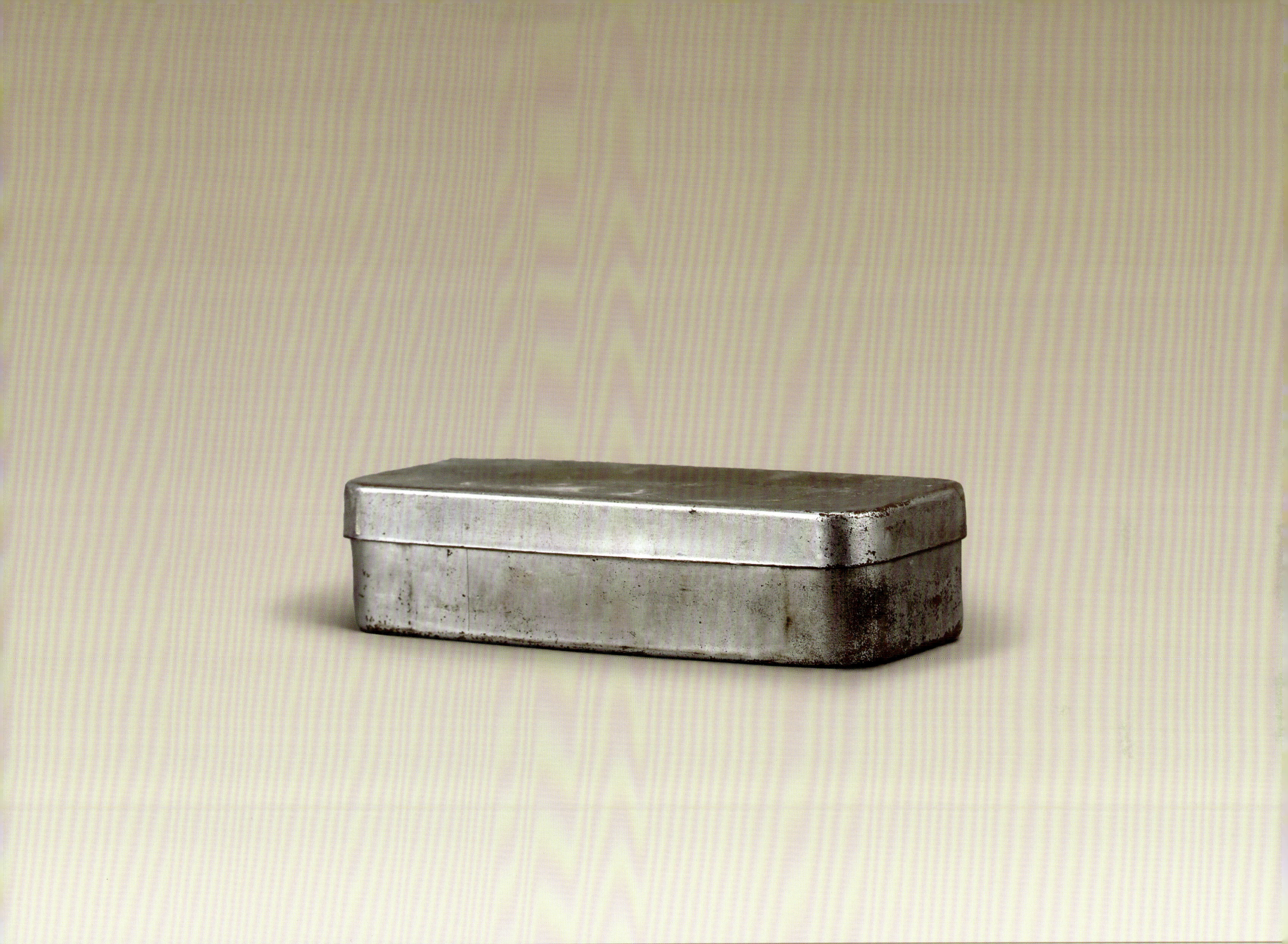

铝制针灸盒

现代

尺寸：长 9.9 cm，宽 3.3 cm，高 2 cm

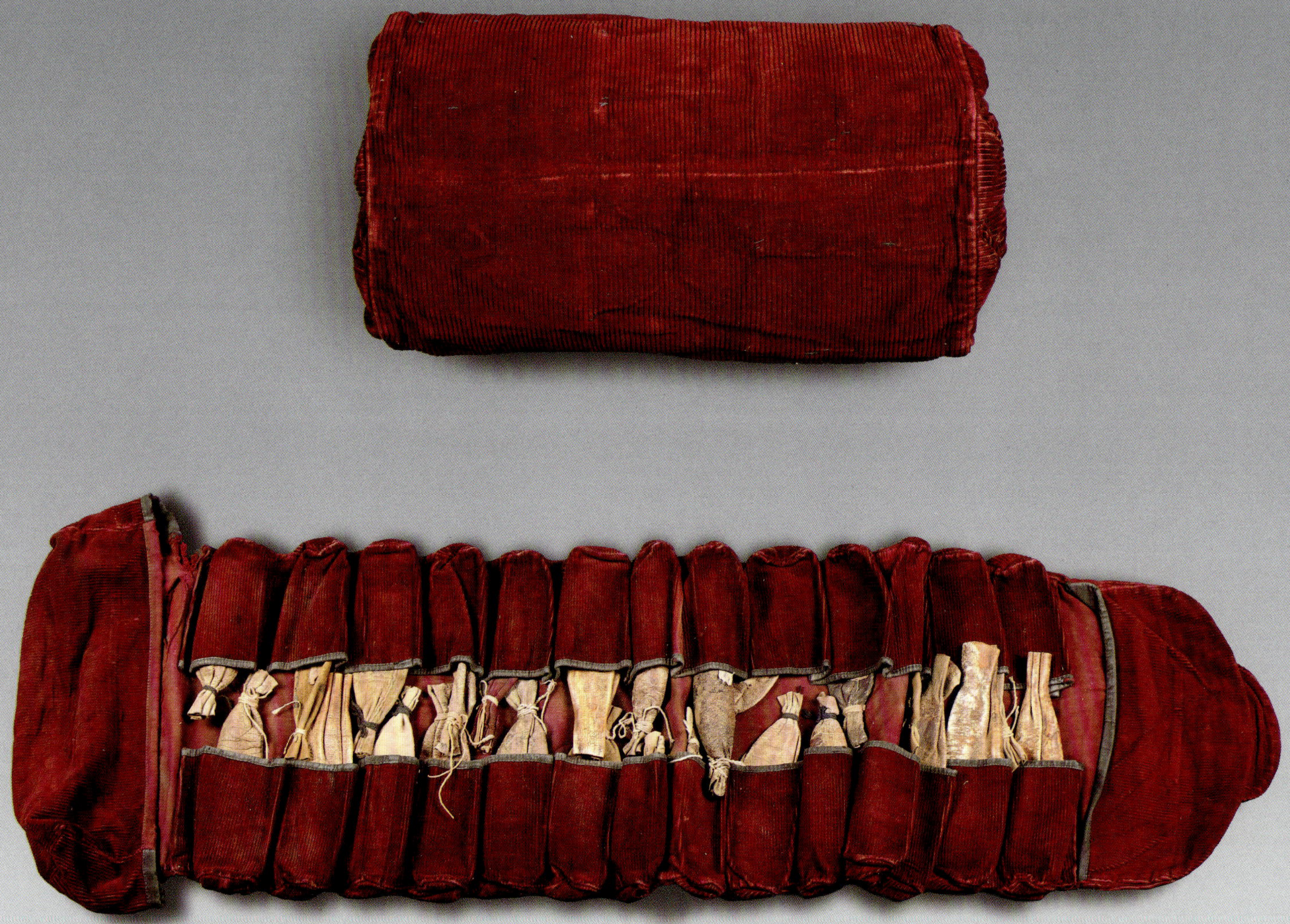

红绸面蒙药包

尺寸：长 116 cm，宽 30 cm

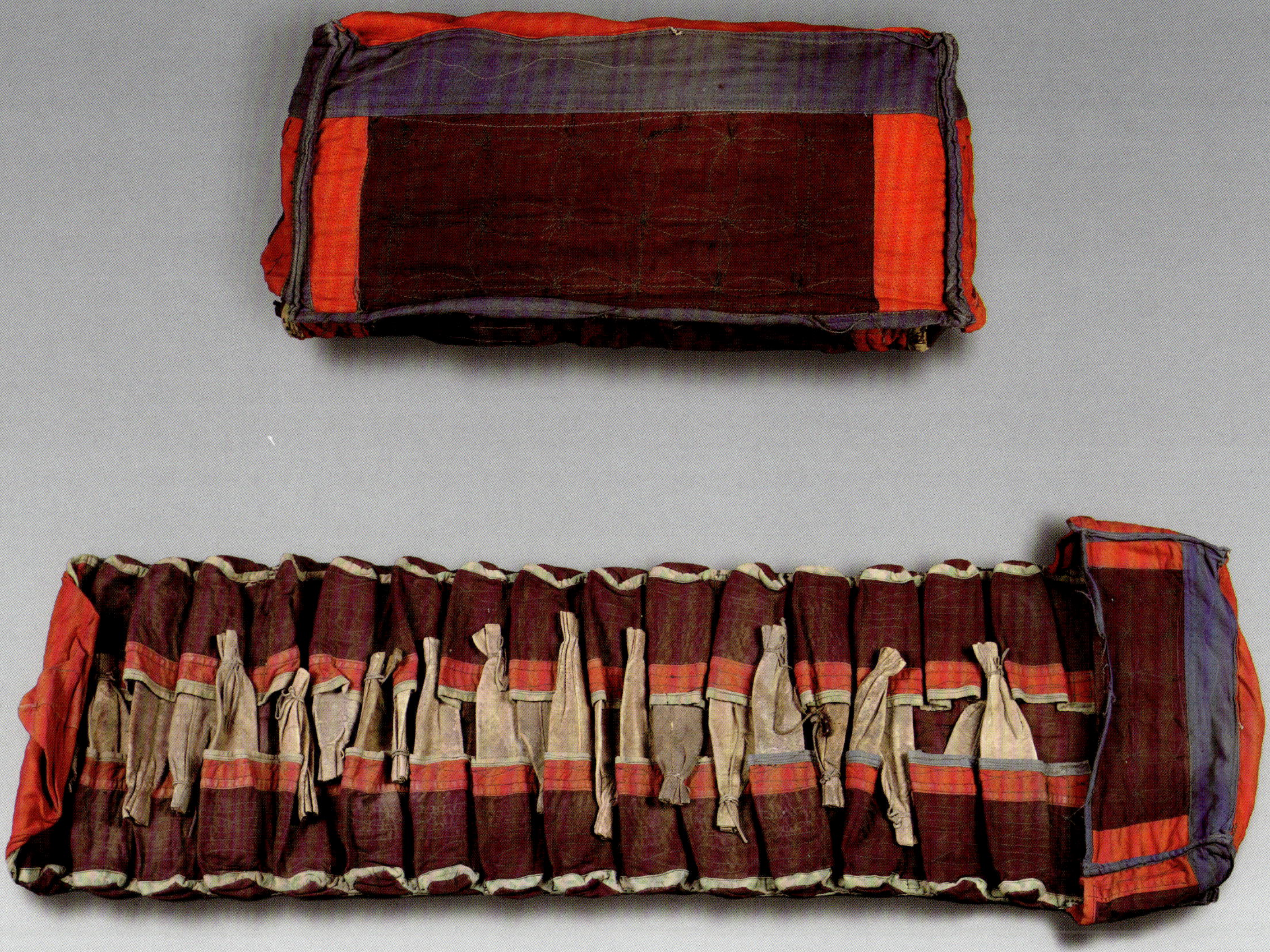

红布面绣纹蒙药包

尺寸：长 112 cm，宽 27 cm

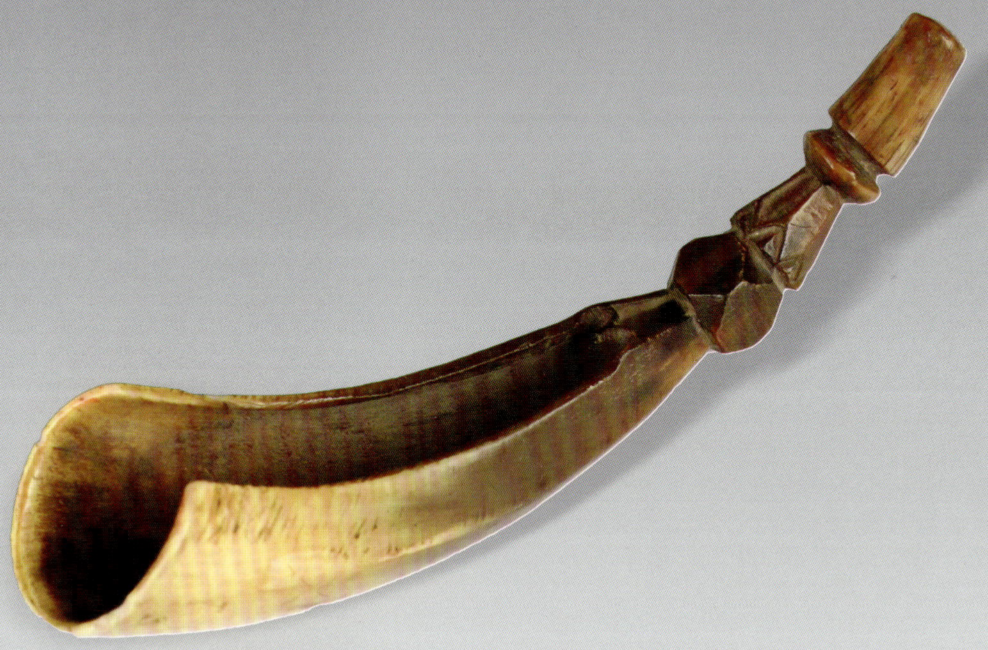

牛角喂药器

尺寸：长 14.2 cm，宽 3.2 cm

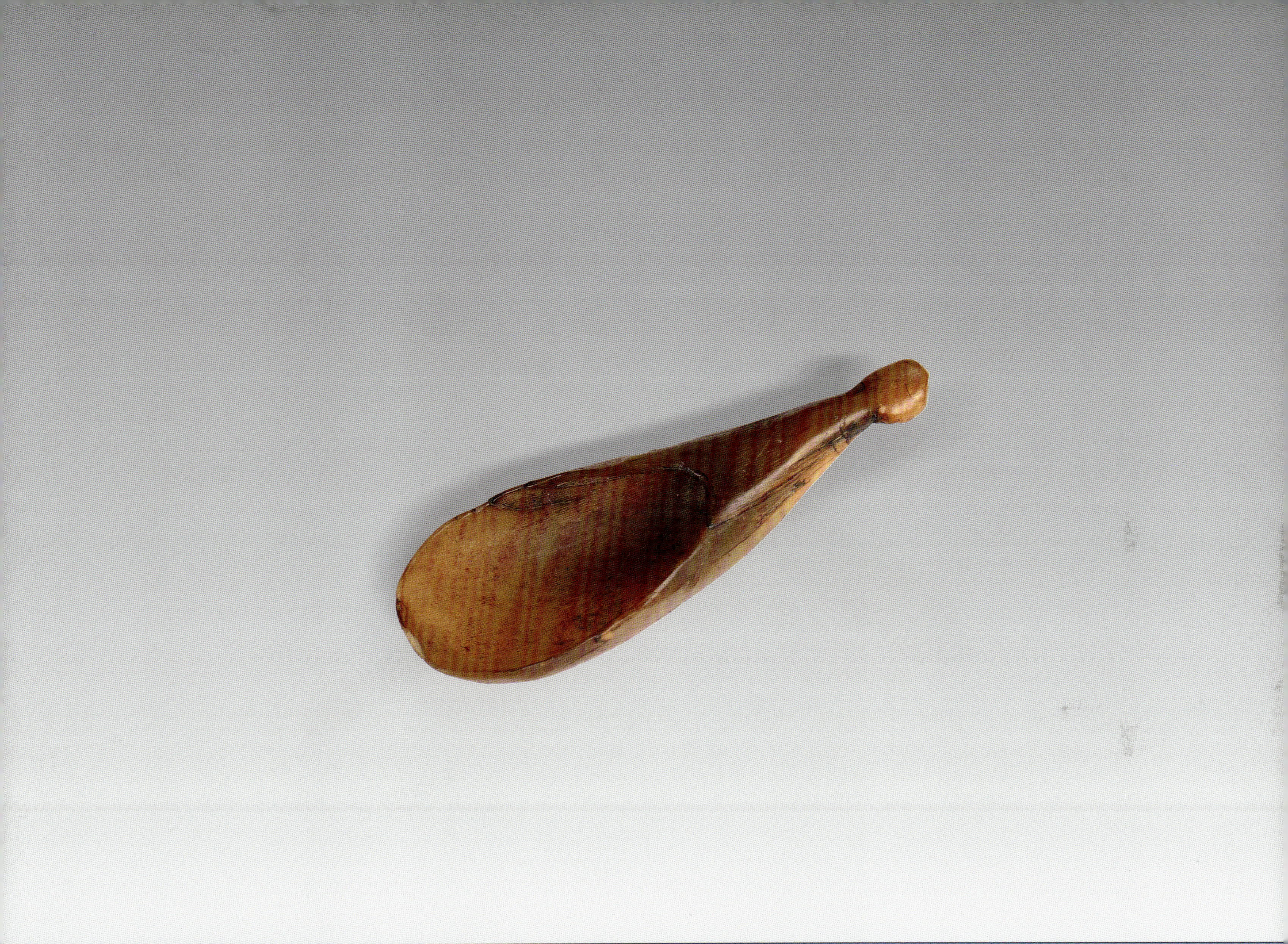

牛角药勺

尺寸：长 10.2 cm，宽 3.3 cm

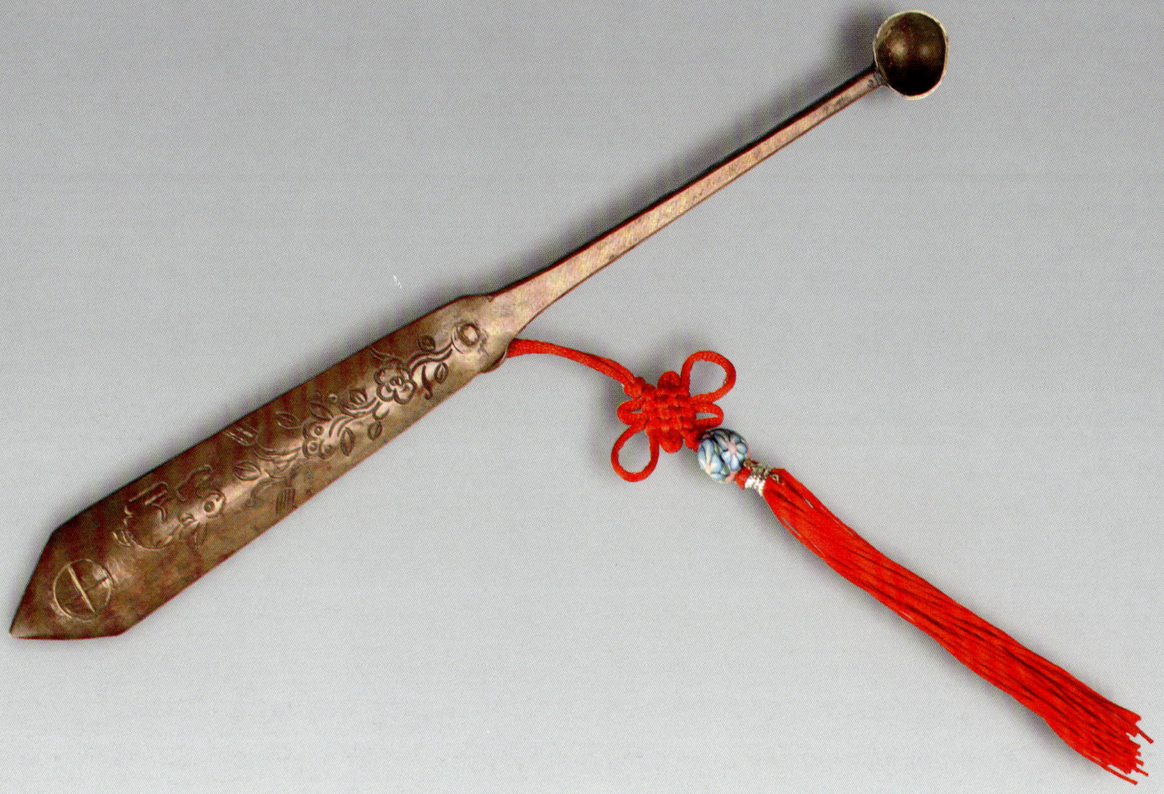

铜药勺

尺寸：长 25.9 cm，宽 2.8 cm

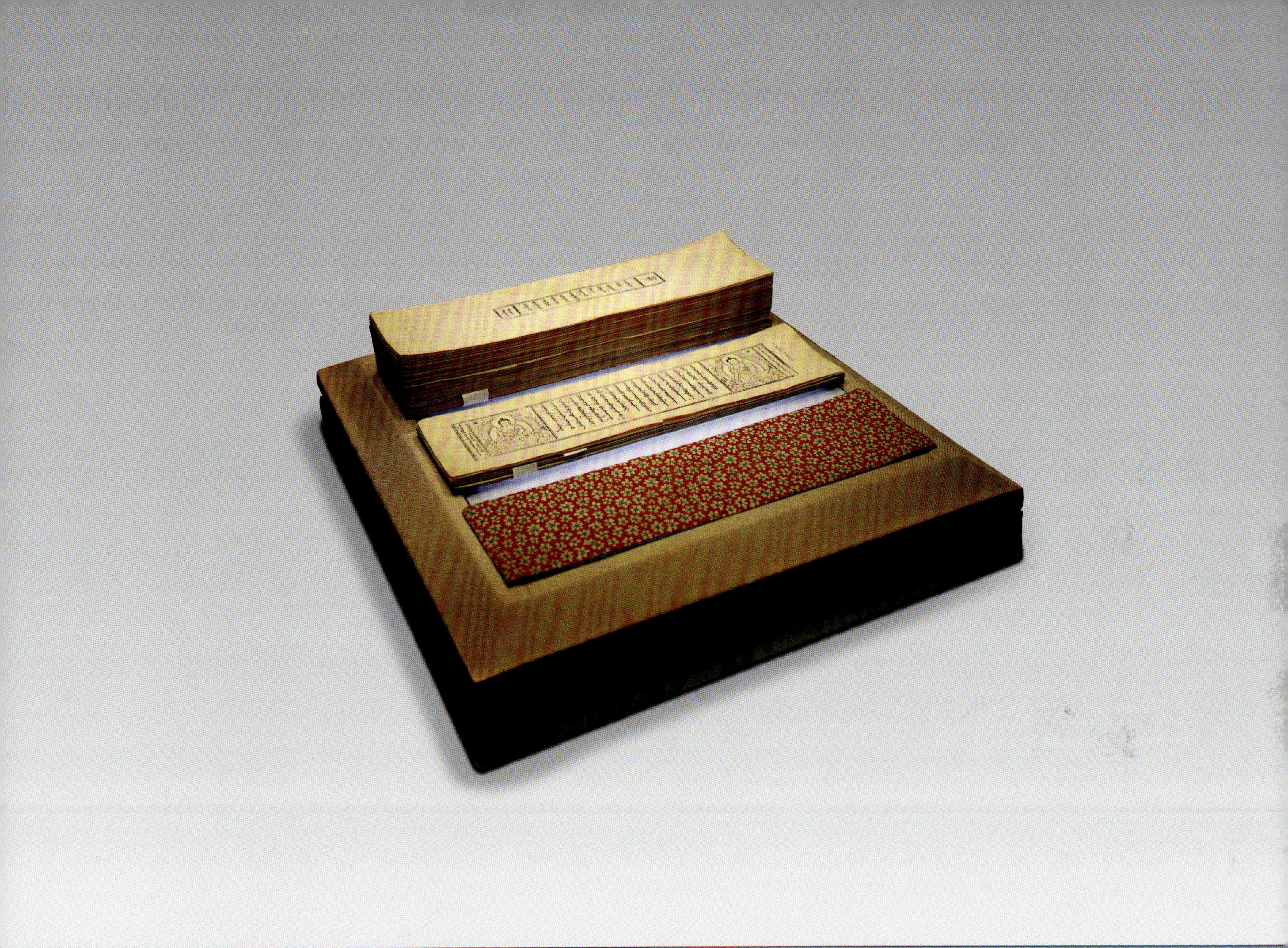

《四部医典》

尺寸：长 35 cm，宽 11.5 cm

国医典藏

中药篇

◎古代中药
◎名贵动物药
◎珍贵剥制标本

汉粮食薏仁

东汉（25—220）

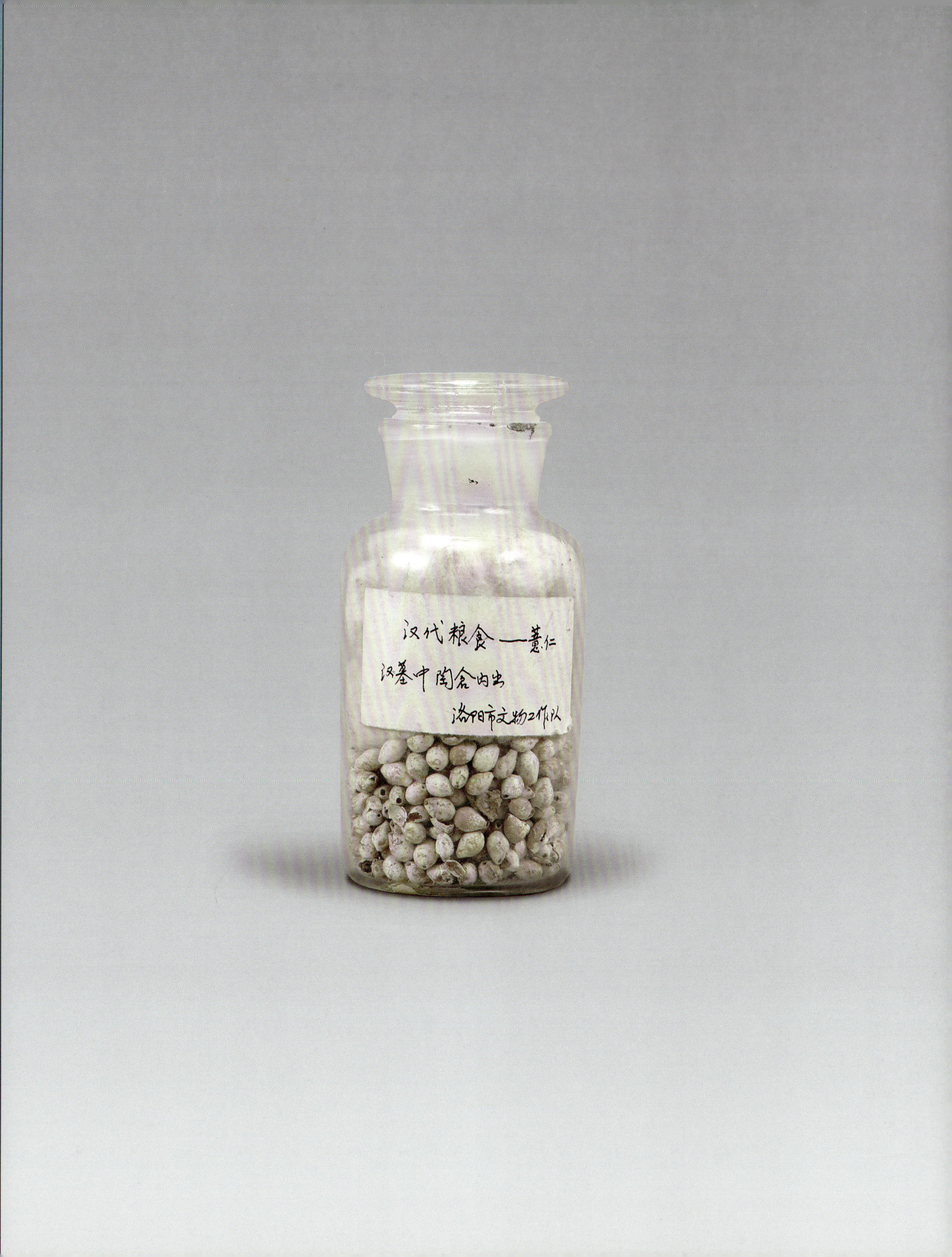

唐粮食谷子

唐（618—907）

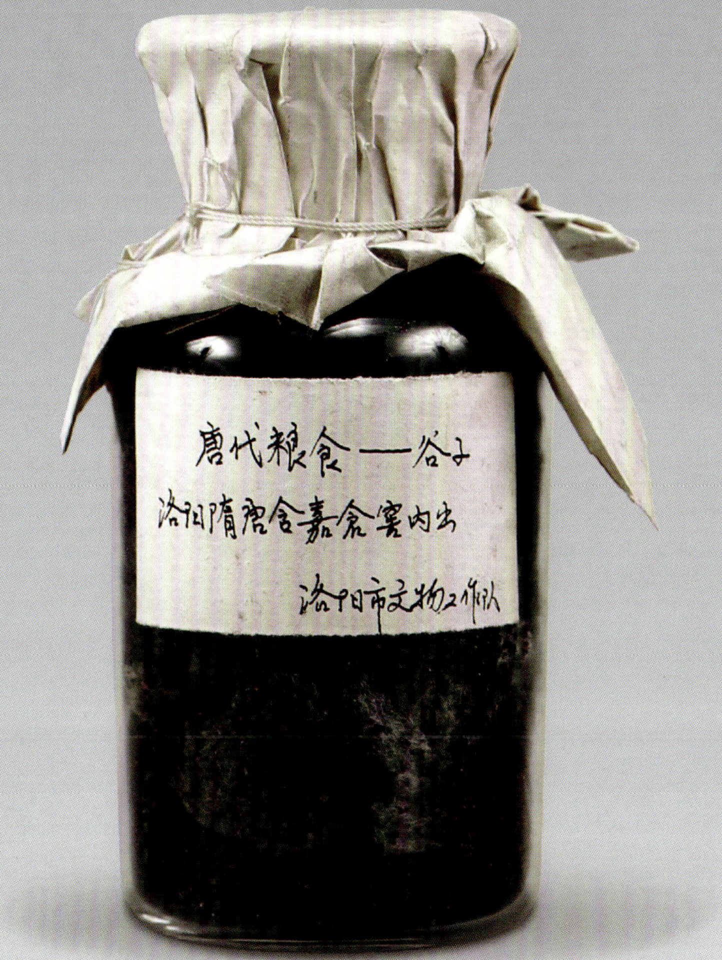
唐代粮食——谷子
洛阳隋唐含嘉仓窖内出
洛阳市文物工作队

唐胡椒

唐（618—907）

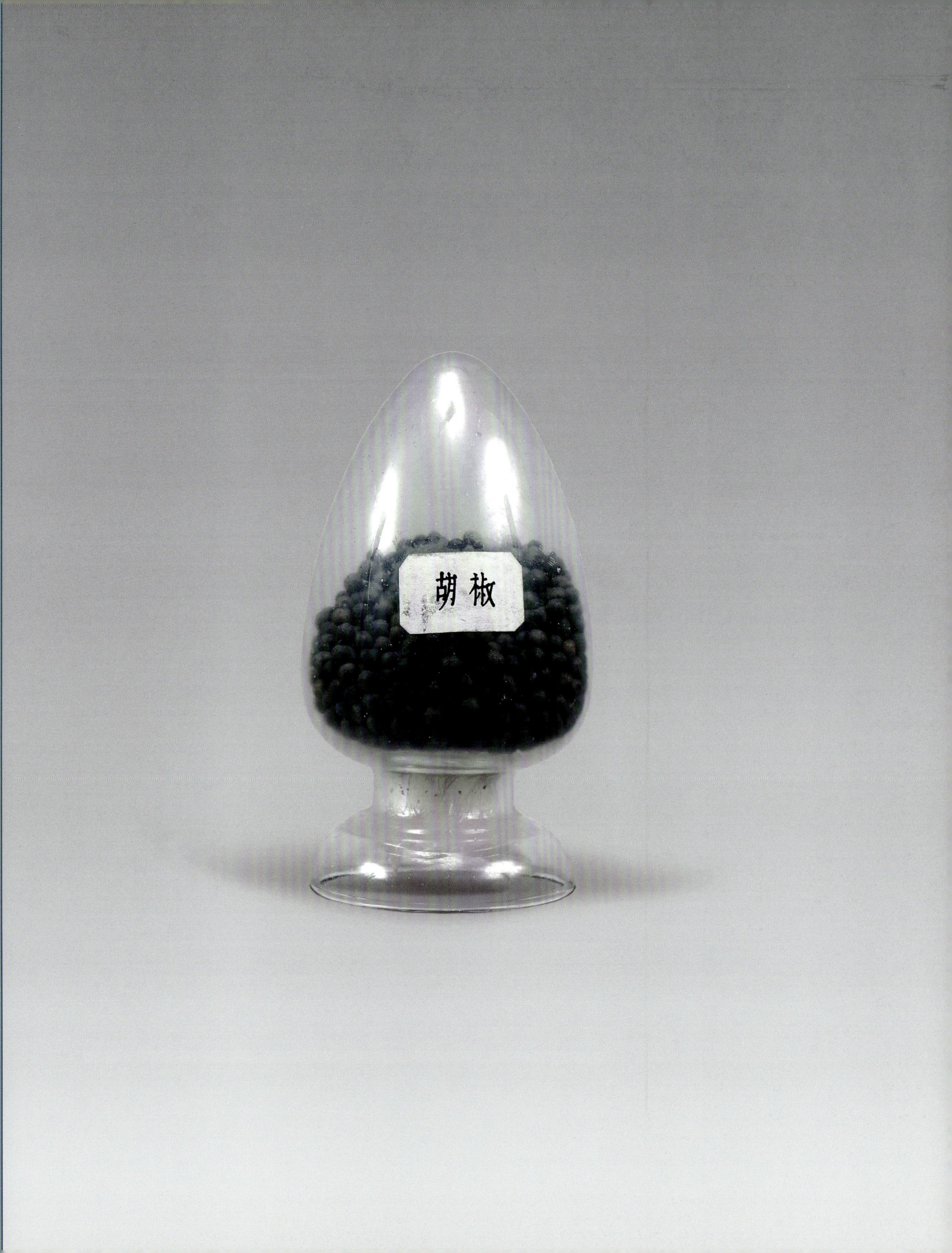

唐玳瑁

唐（618—907）

尺寸：长 6.1 cm，宽 0.8 cm

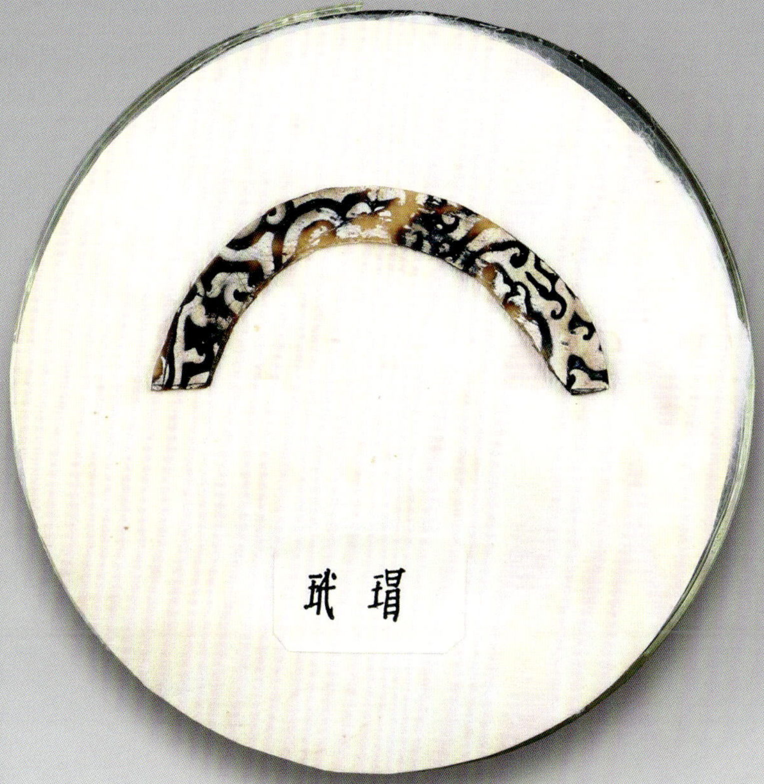

唐龙涎香

唐（618—907）

尺寸：大：2.5 cm×1.9 cm×1.5 cm，小：2 cm×1 cm×0.8 cm

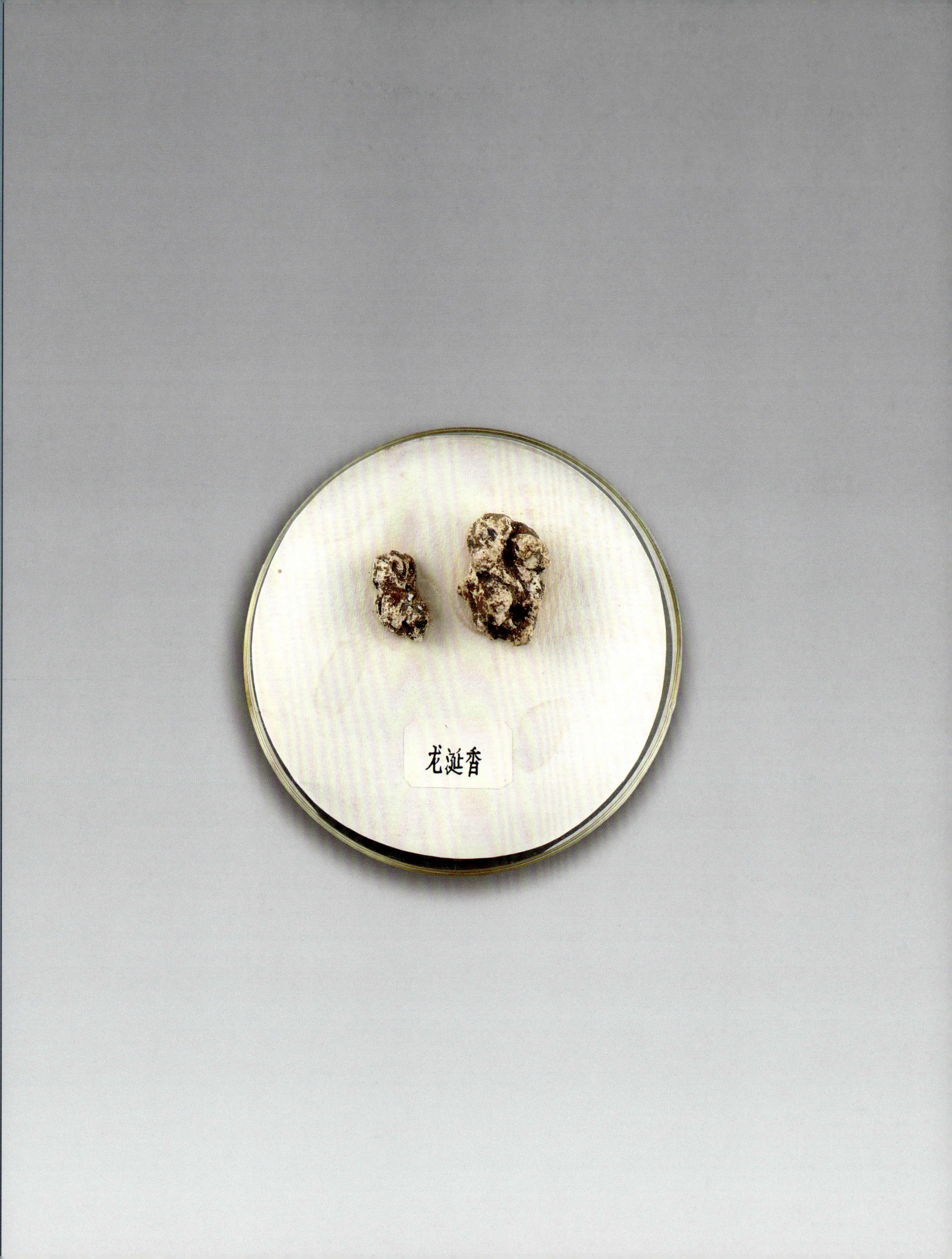

唐槟榔

唐（618—907）

尺寸：大：直径 2 cm，高 2.3 cm，小：直径 2.1 cm，高 1.7 cm

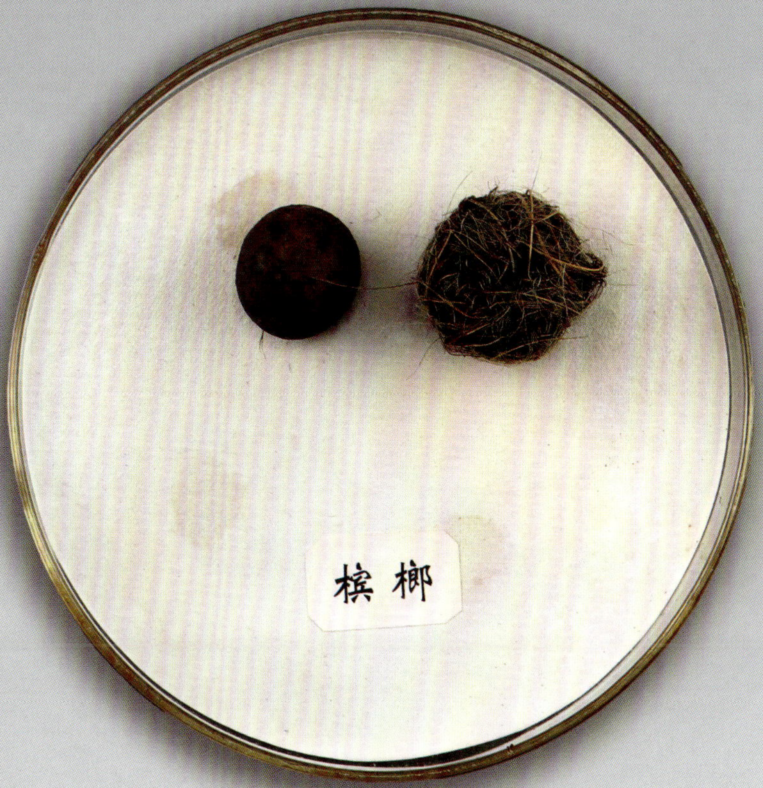

唐乳香

唐（618—907）

尺寸：0.9 cm × 0.6 cm × 0.6 cm

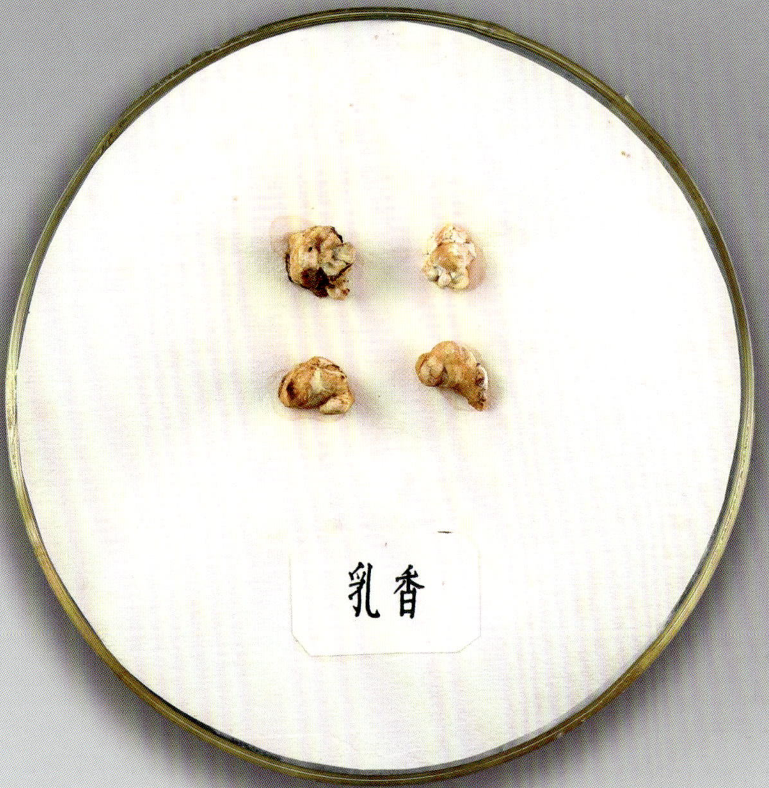

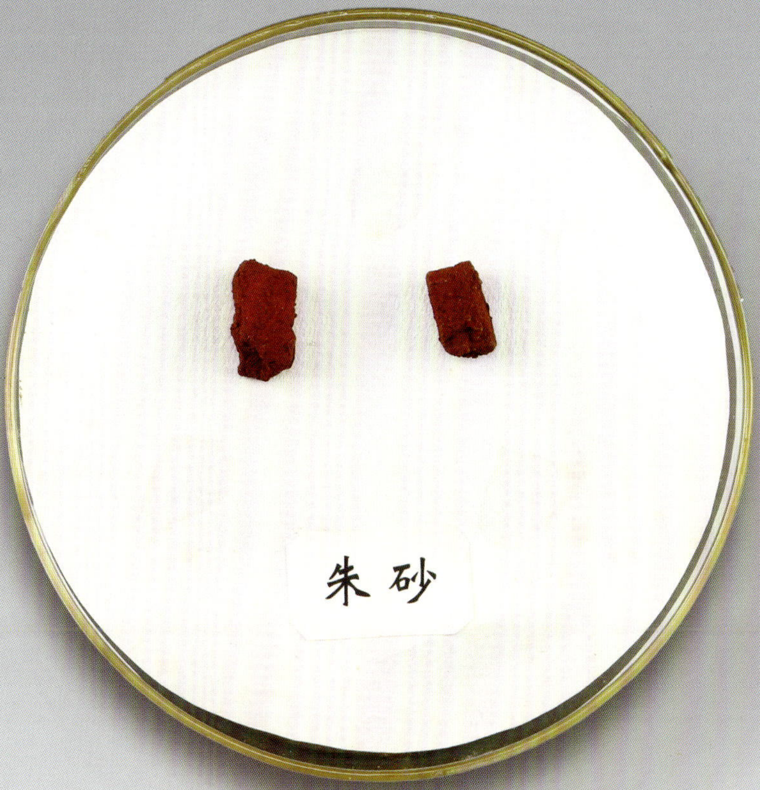

唐朱砂

唐（618—907）

尺寸：大：0.8 cm×1.7 cm×0.7 cm，小：0.7 cm×1.3 cm×0.8 cm

犀角

重量：356.33 g

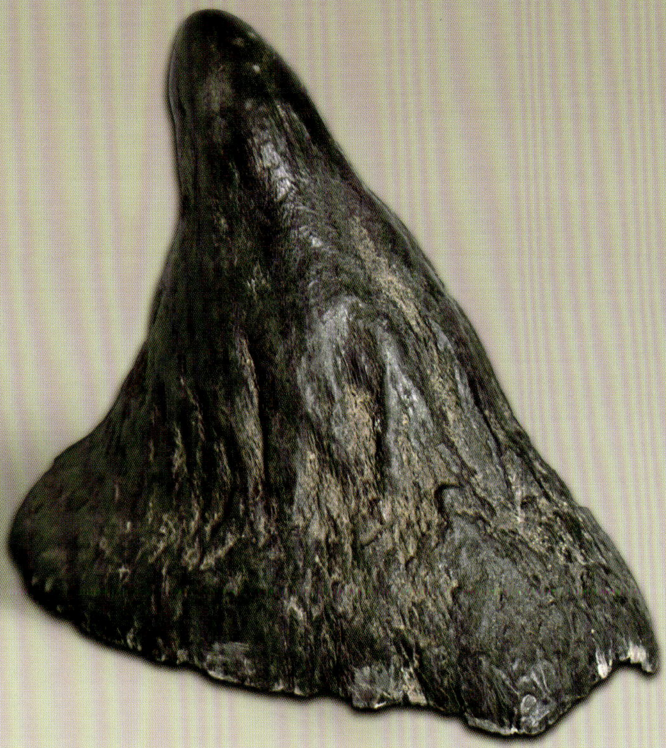

牛黄（带瓶）

重量：349.02 g

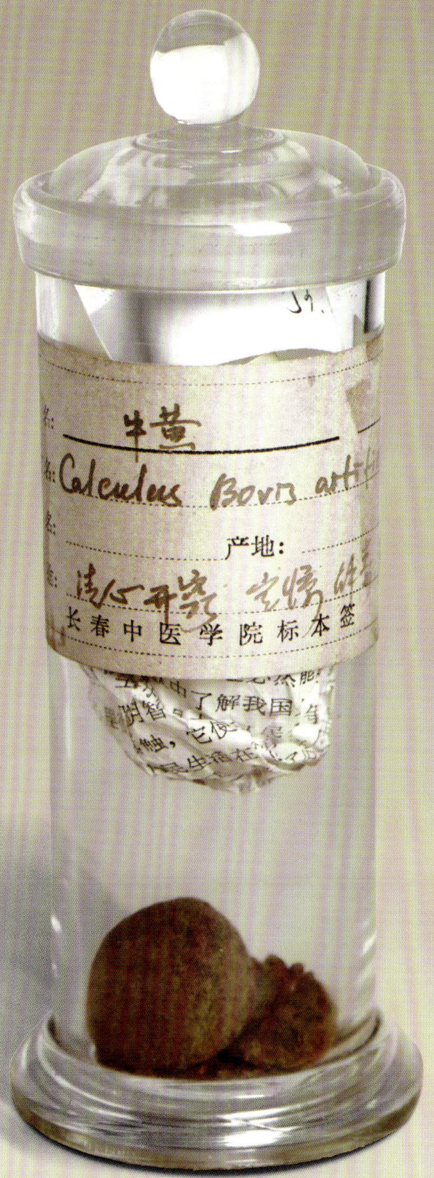

毛壳麝香

重量：27.65 g

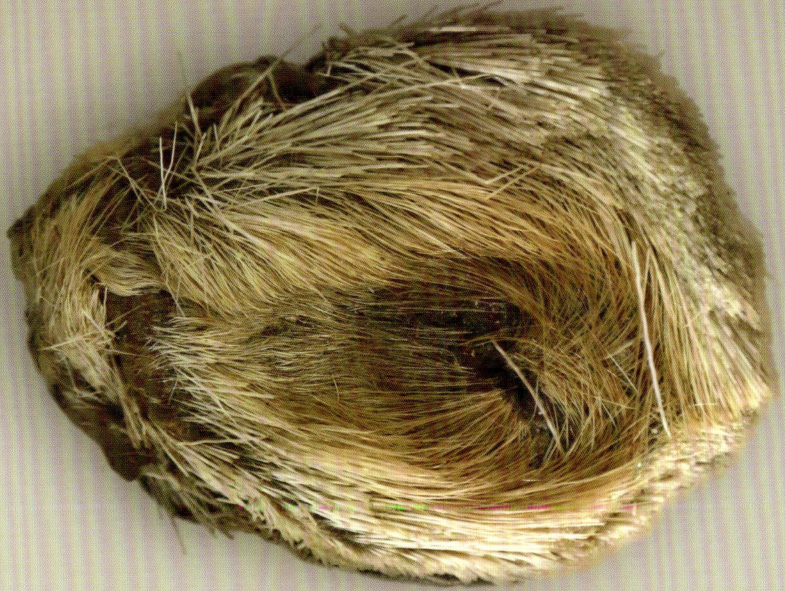

狗宝

重量：51.39 g

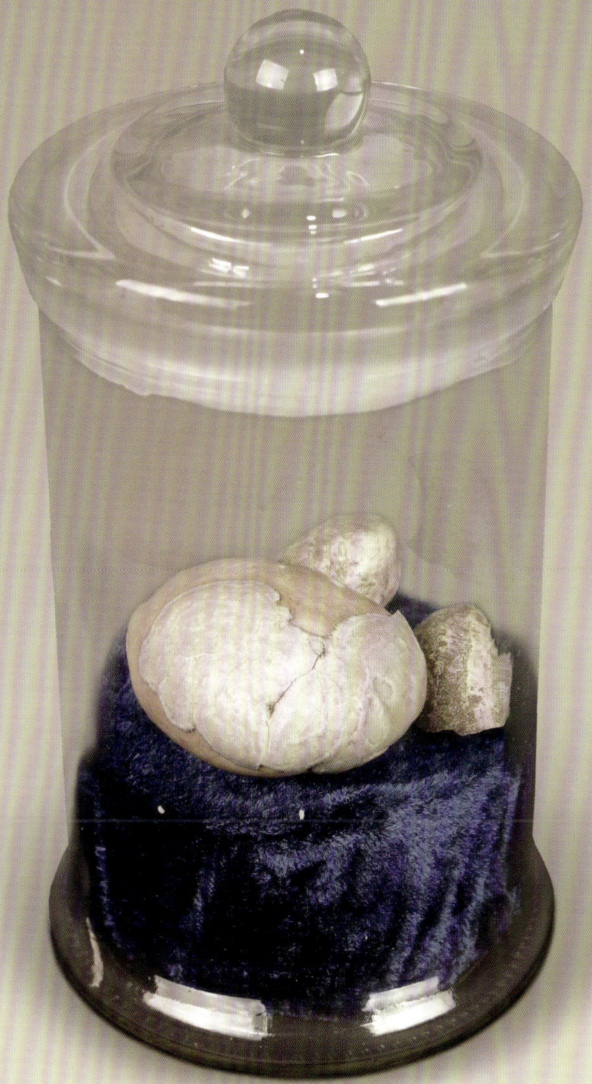

砍茸

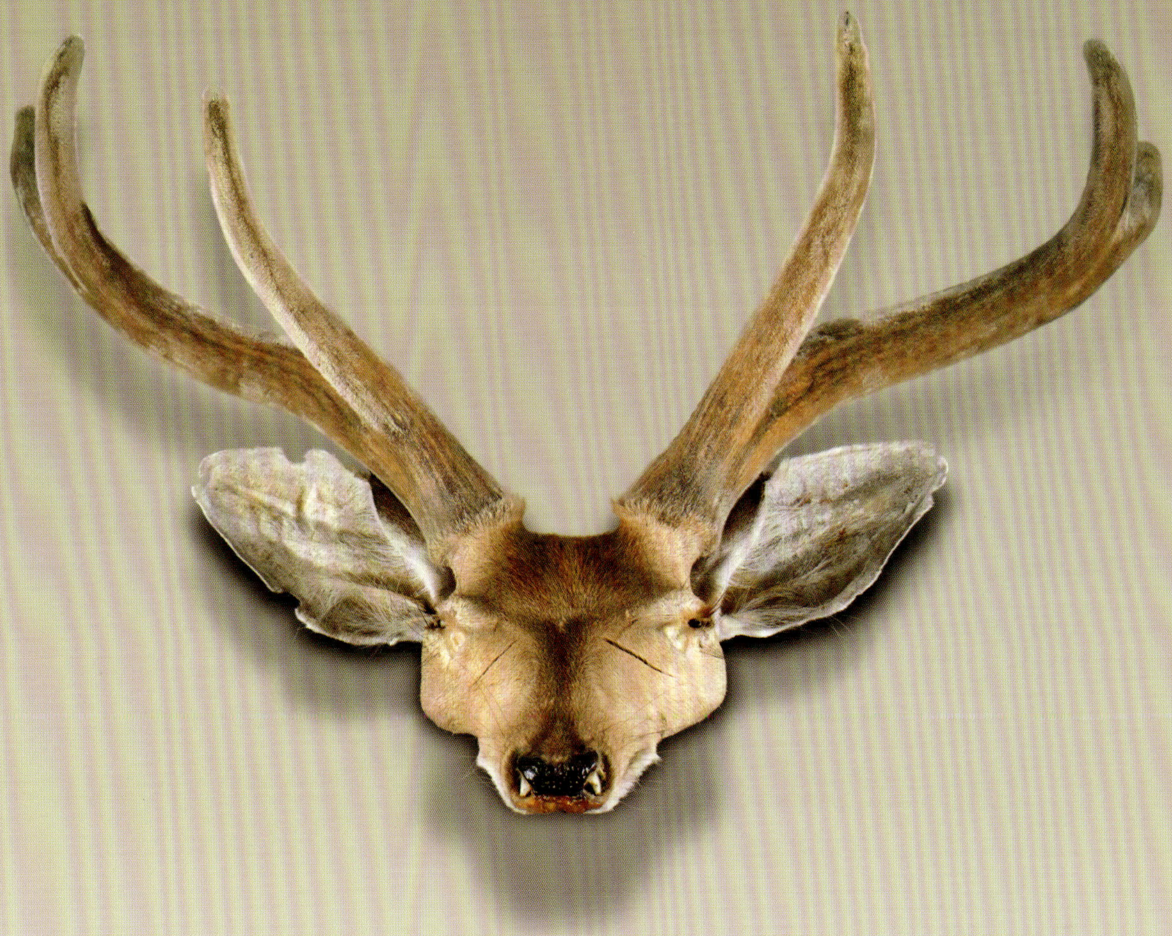

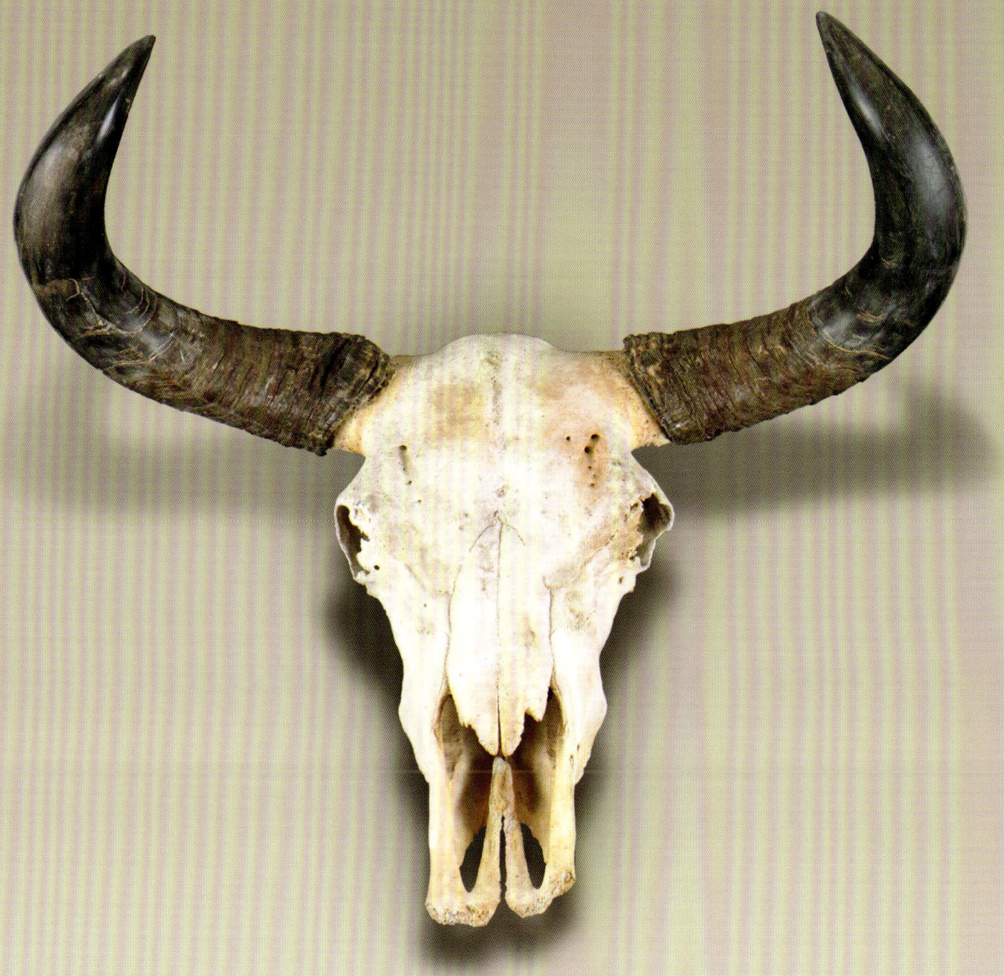

牦牛头骨

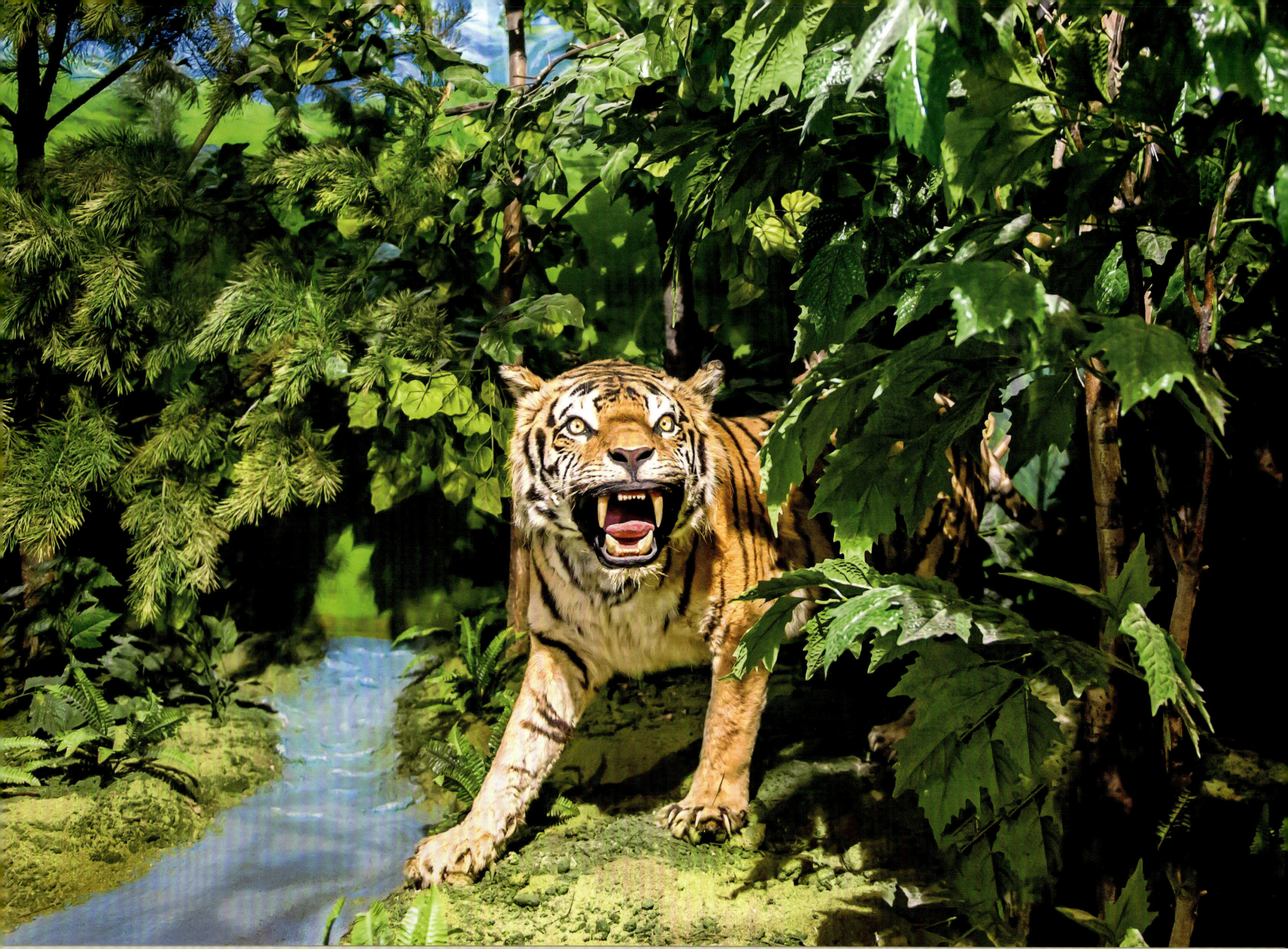

东北虎

尺寸：长 232 cm，高 65 cm

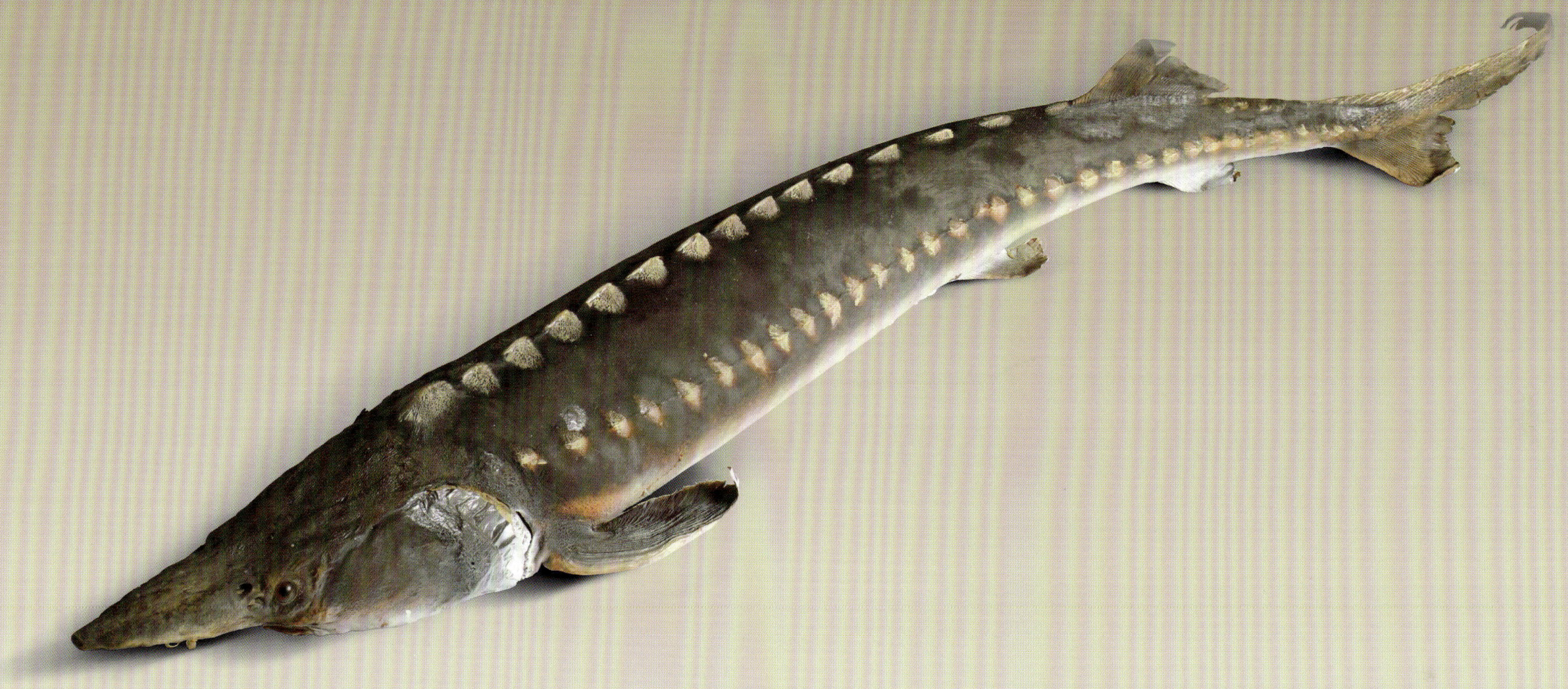

中华鲟

尺寸：长 140 cm

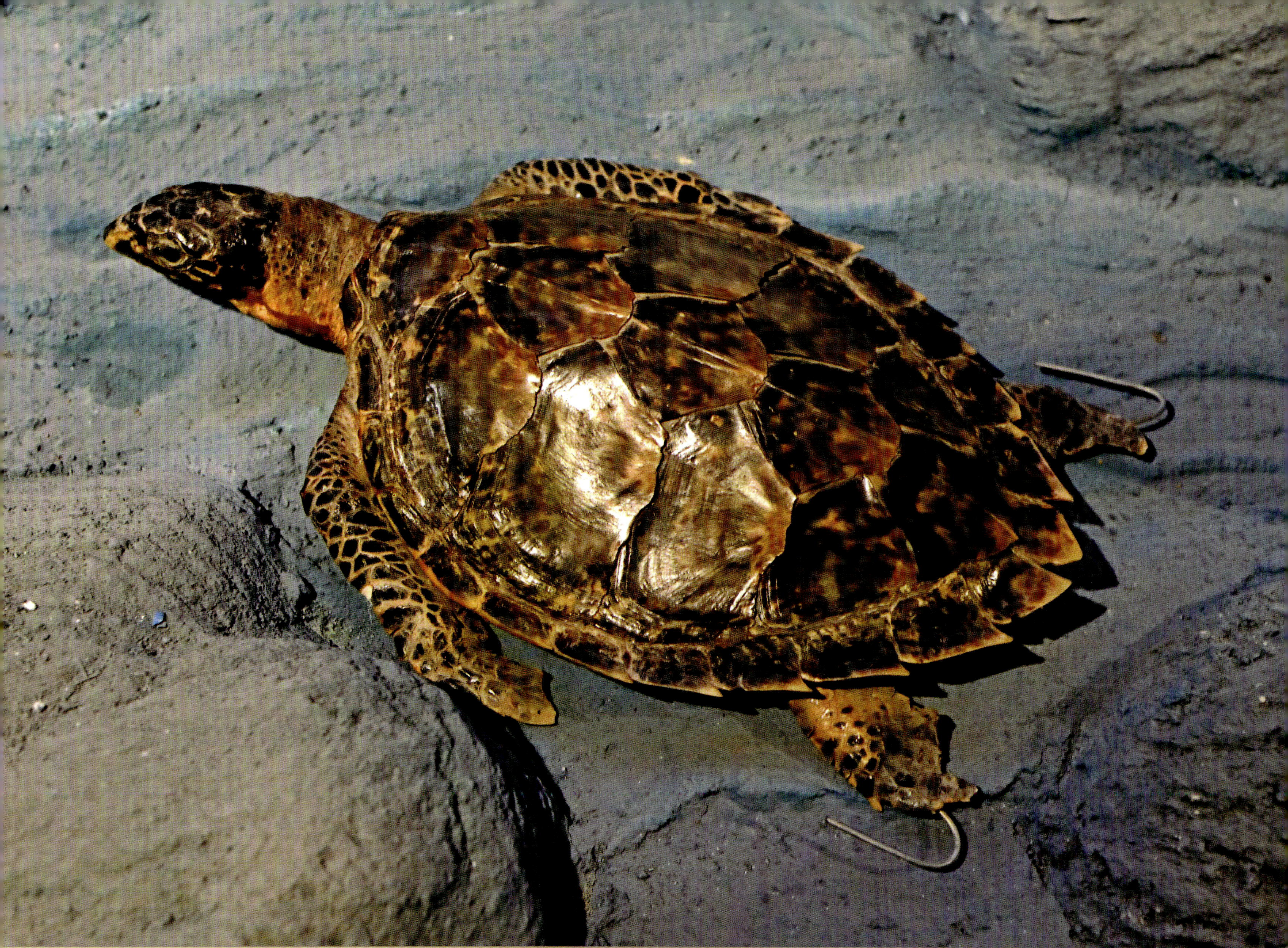

玳瑁

尺寸：长 59 cm，宽 12.7 cm

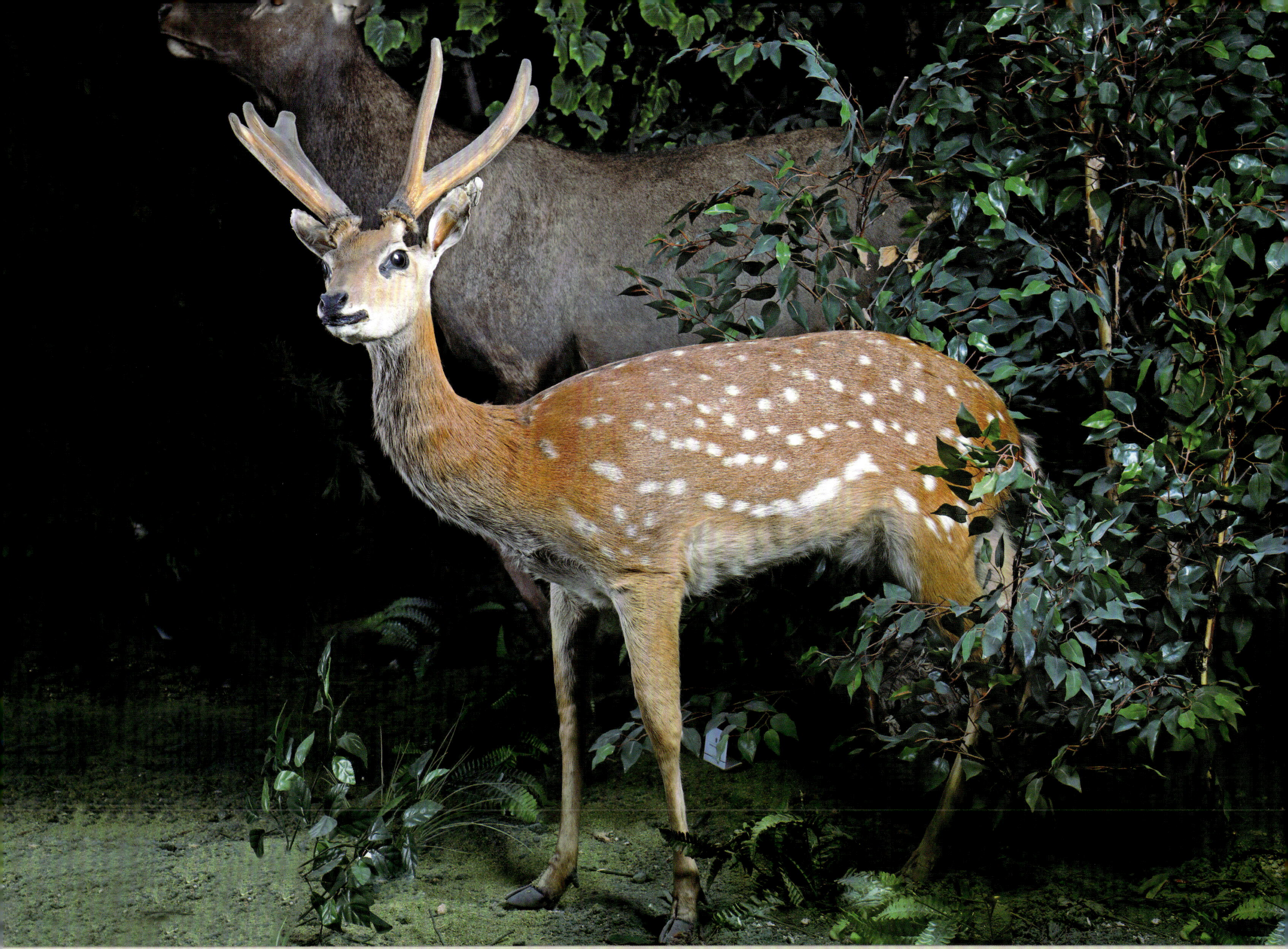

梅花鹿

尺寸：长 145 cm，高 134.5 cm

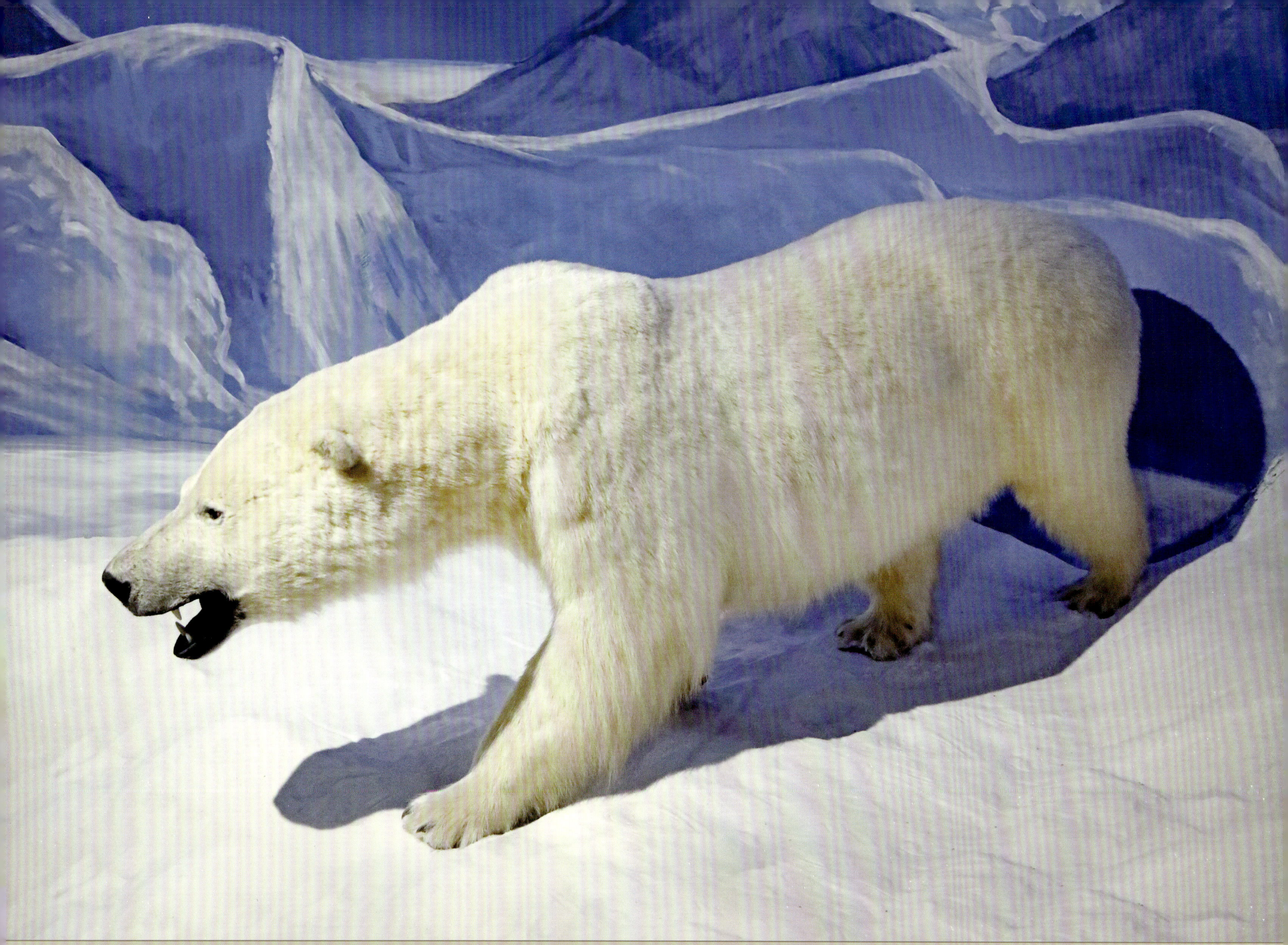

北极熊

尺寸：长 242 cm，高 101 cm

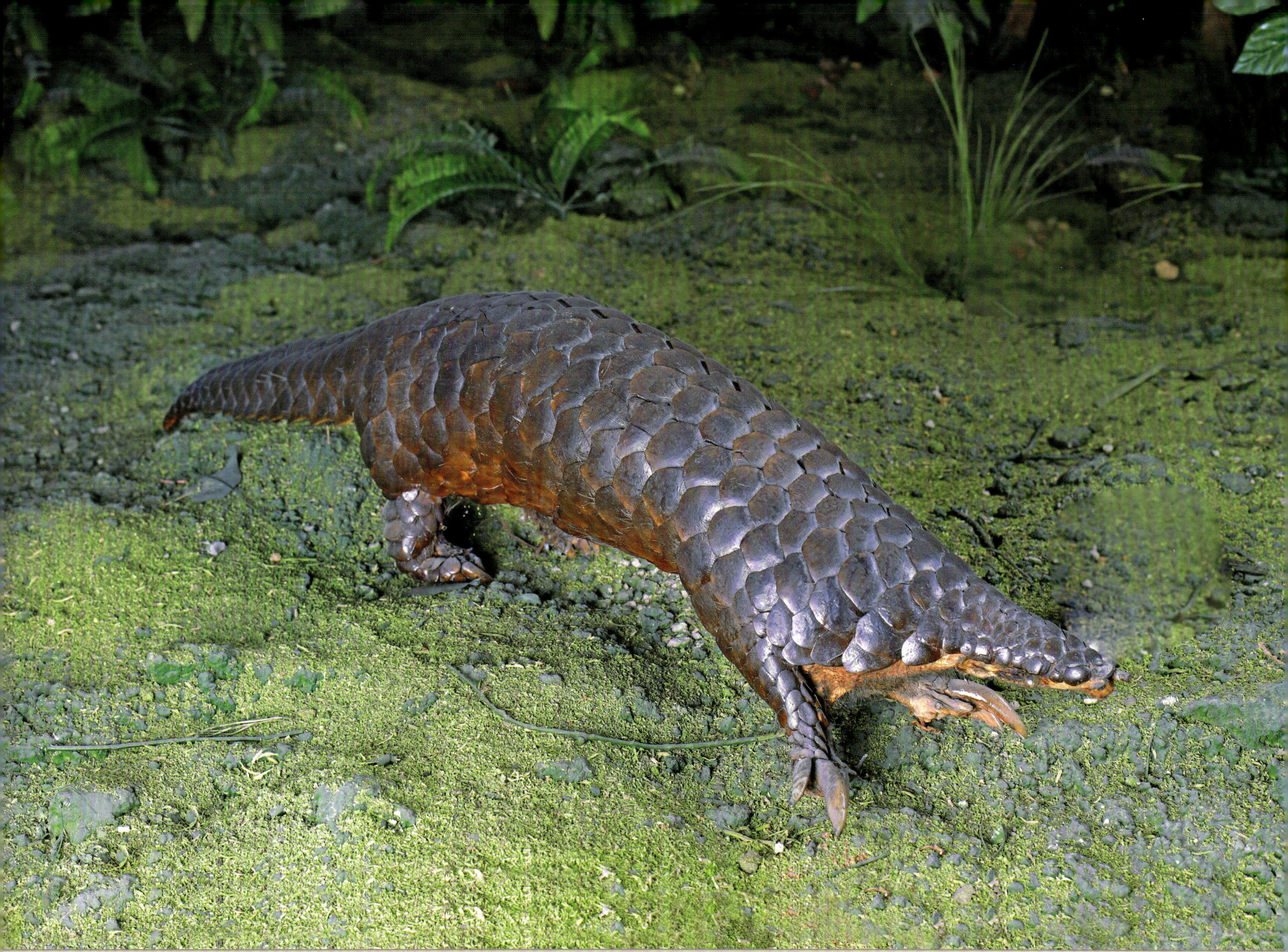

中华穿山甲

尺寸：长 98 cm，高 20.5 cm

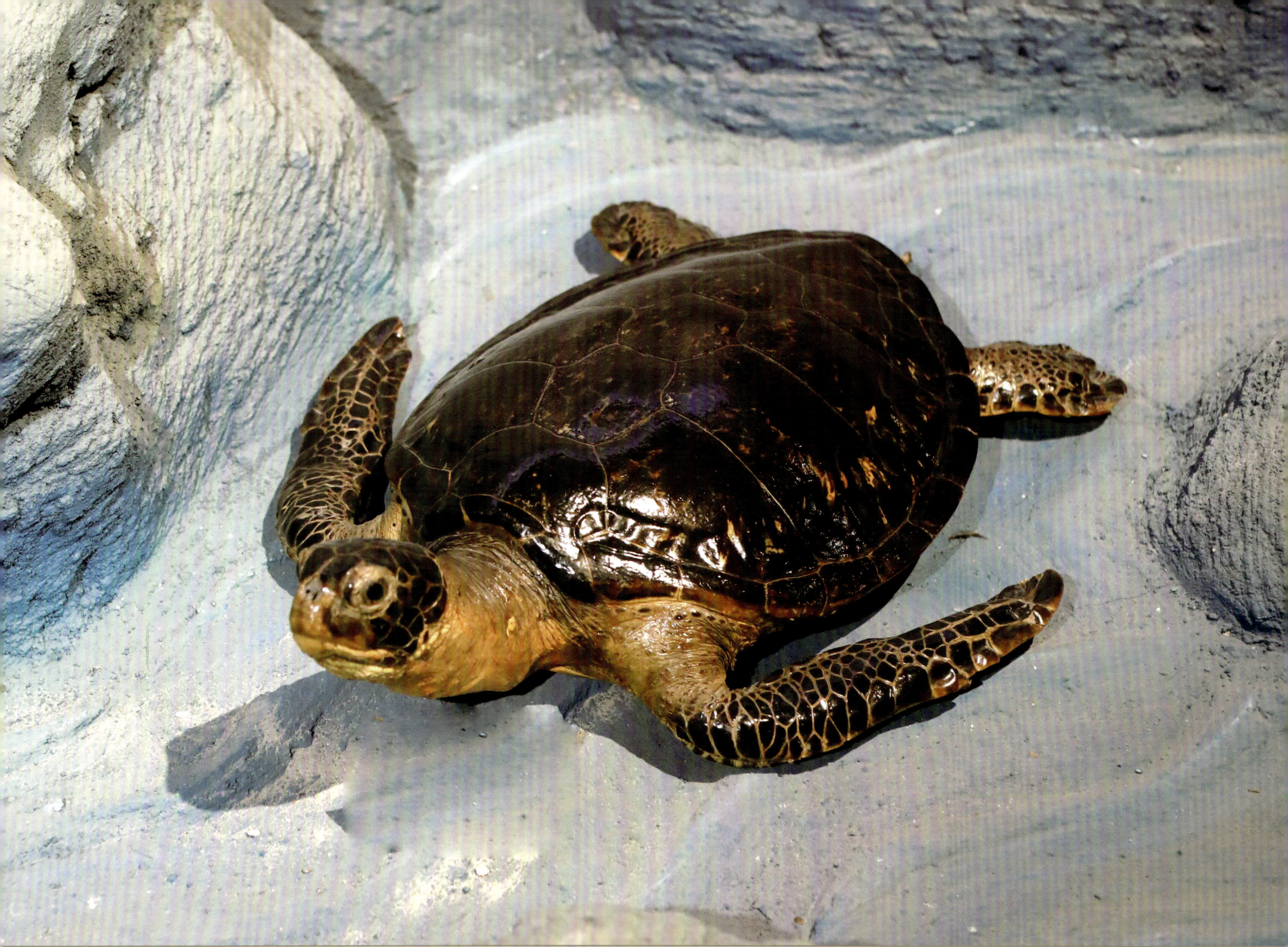

海龟

尺寸：长 83 cm，宽 66.5 cm

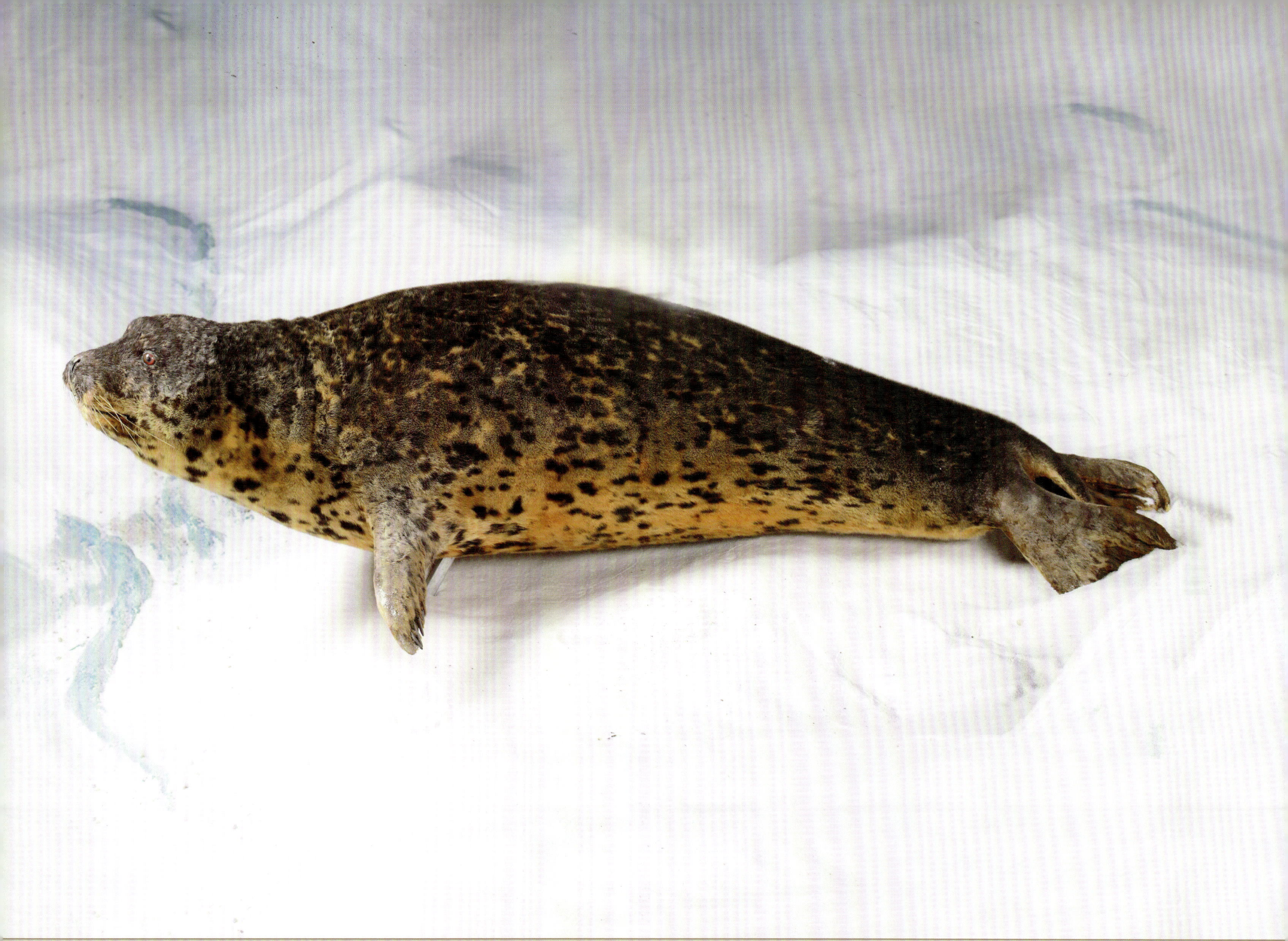

斑海豹

尺寸：长 138 cm，高 44 cm

孔雀

尺寸：宽 83 cm，高 201 cm

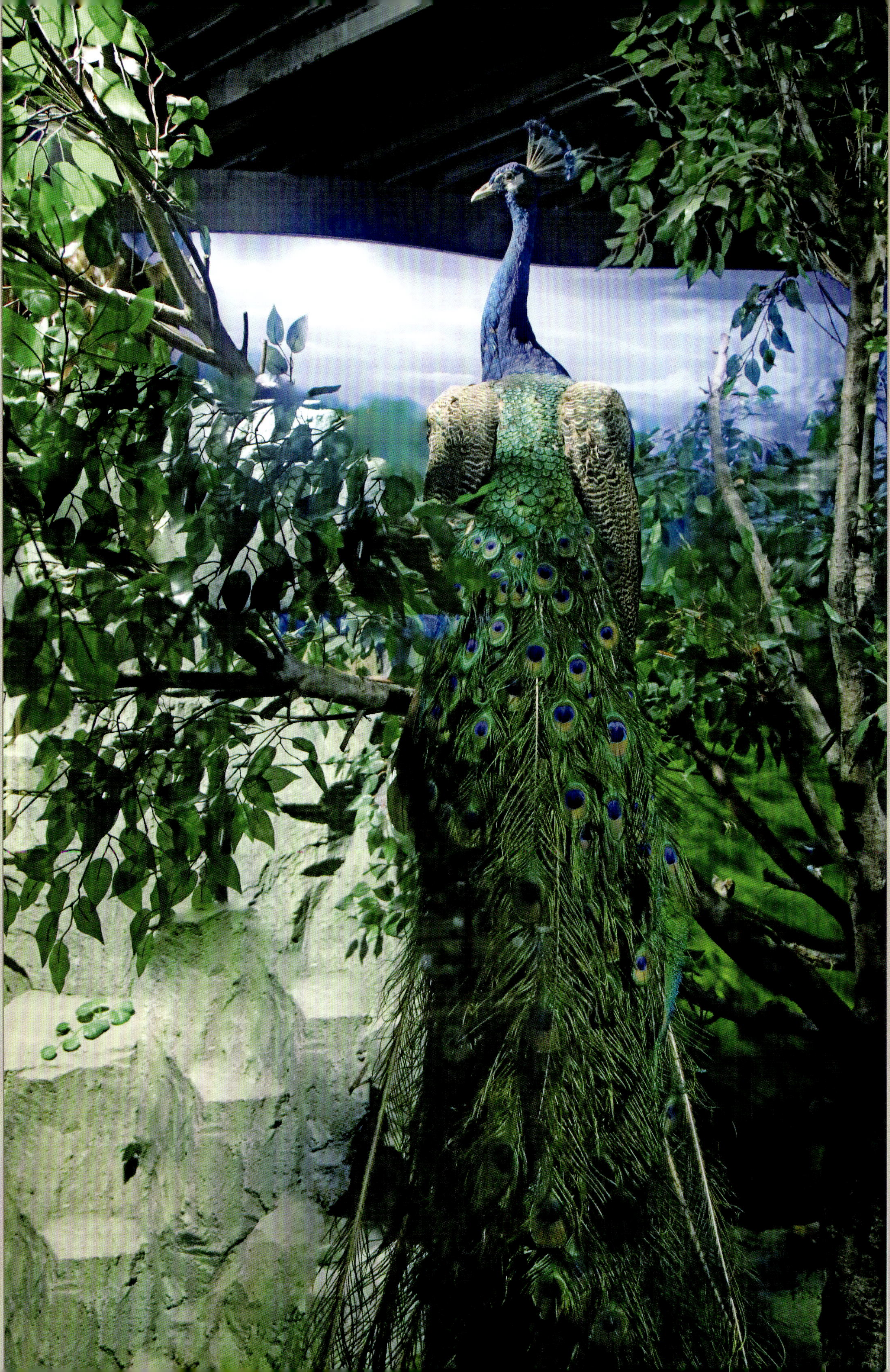

大鲵

尺寸：长 113 cm

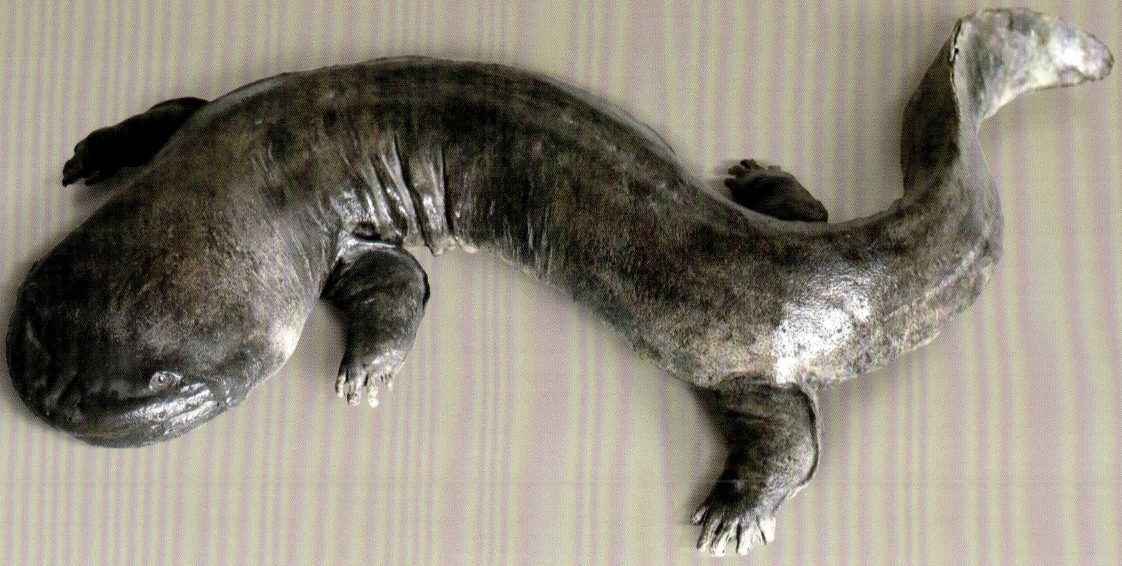

金丝猴

尺寸：宽 41.3 cm，高 79.5 cm

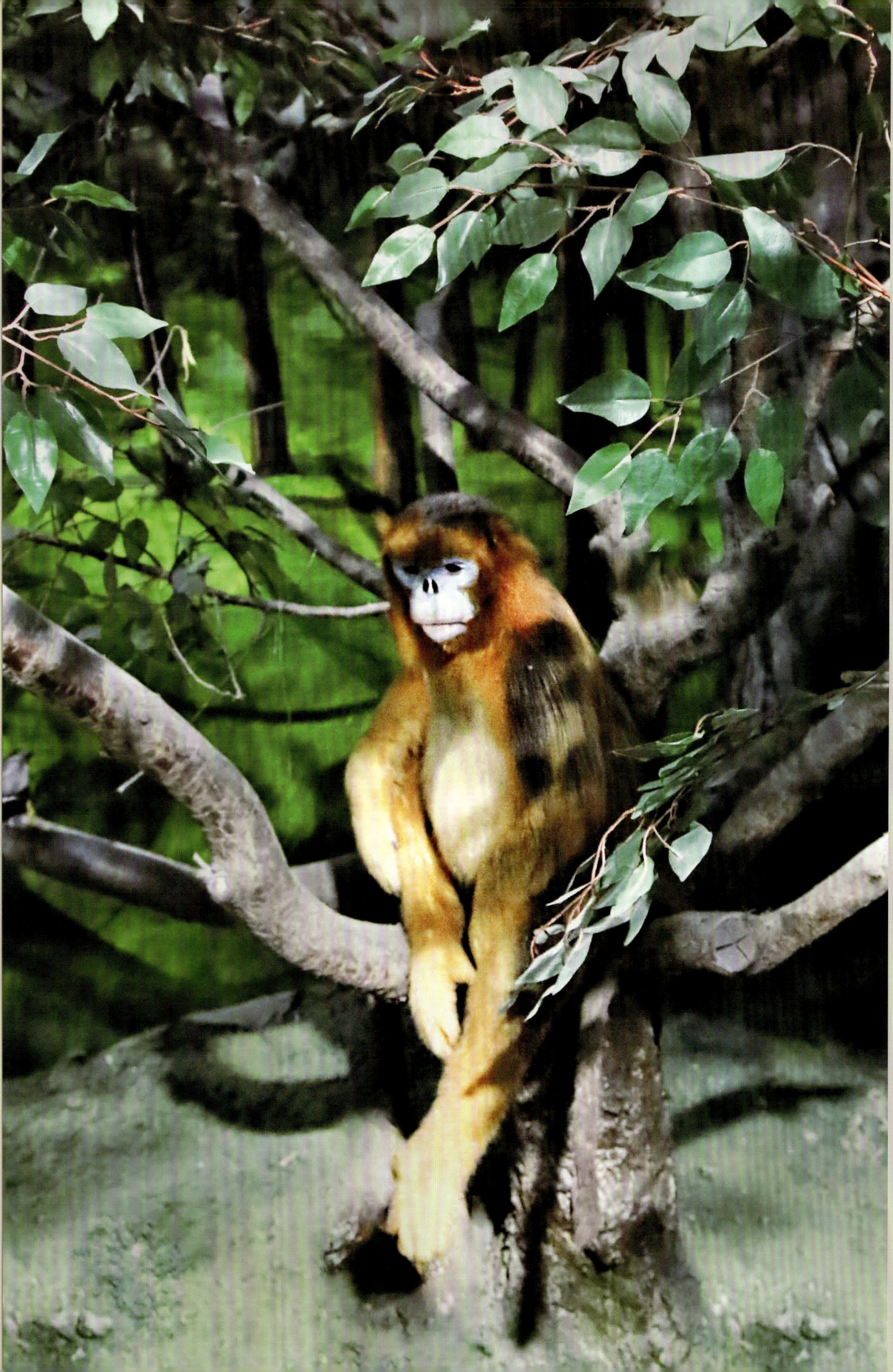

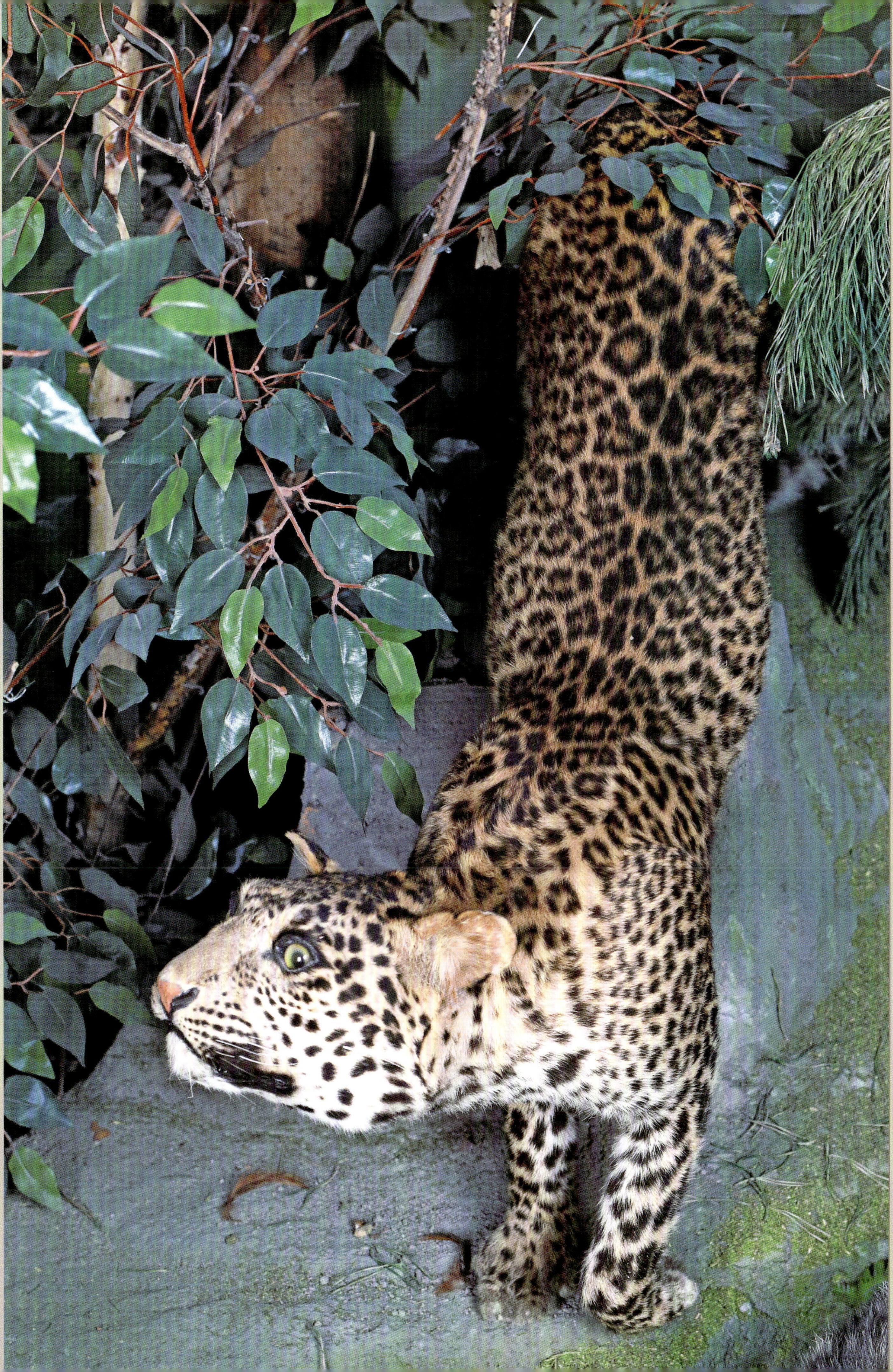

金钱豹

尺寸：长 139 cm，高 49 cm

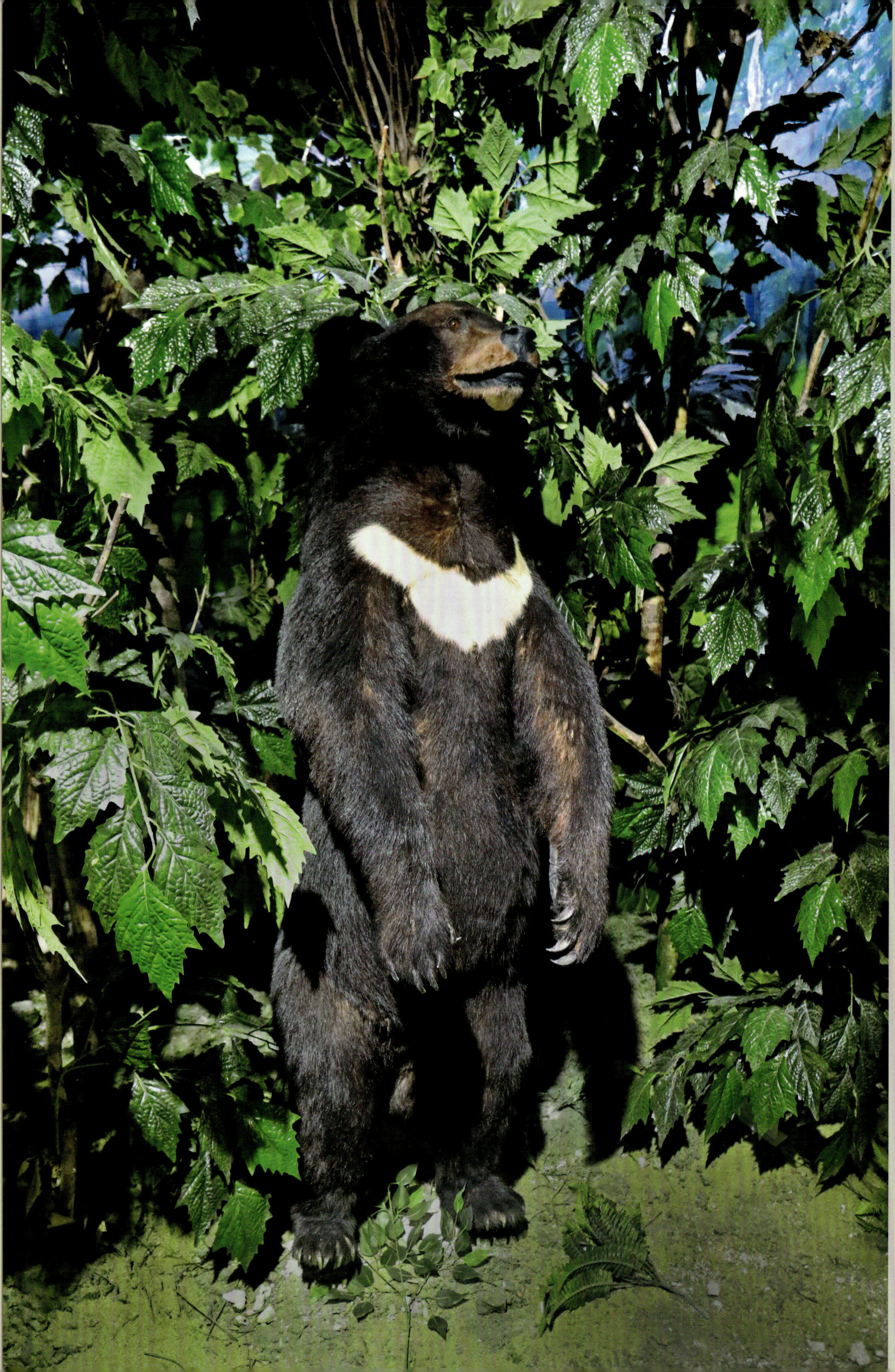

黑熊

尺寸：高 162 cm

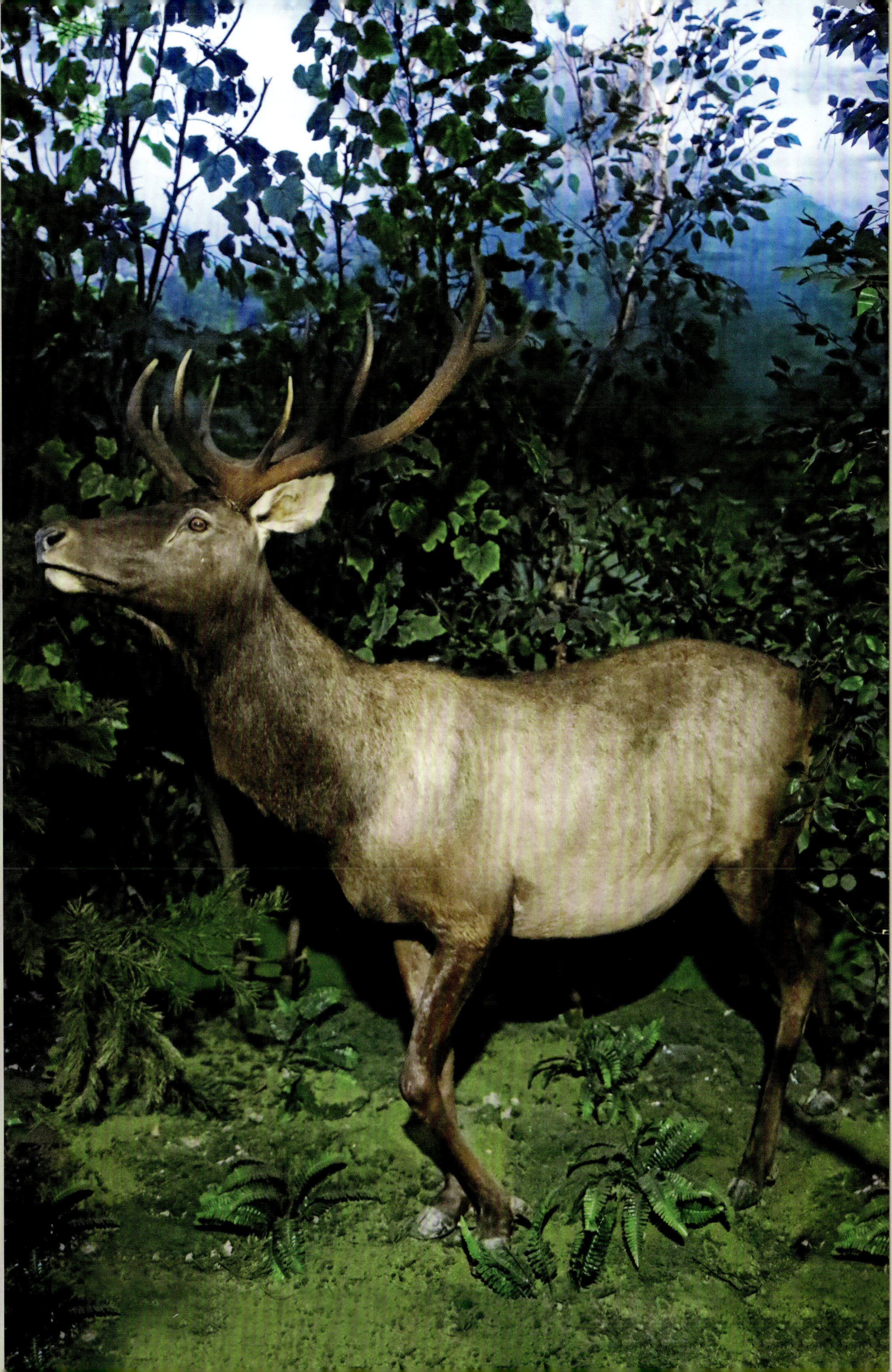

马鹿

尺寸：长 207 cm，高 205 cm

国医典藏

民族民俗用品篇

◎萨满用具
◎生活器具

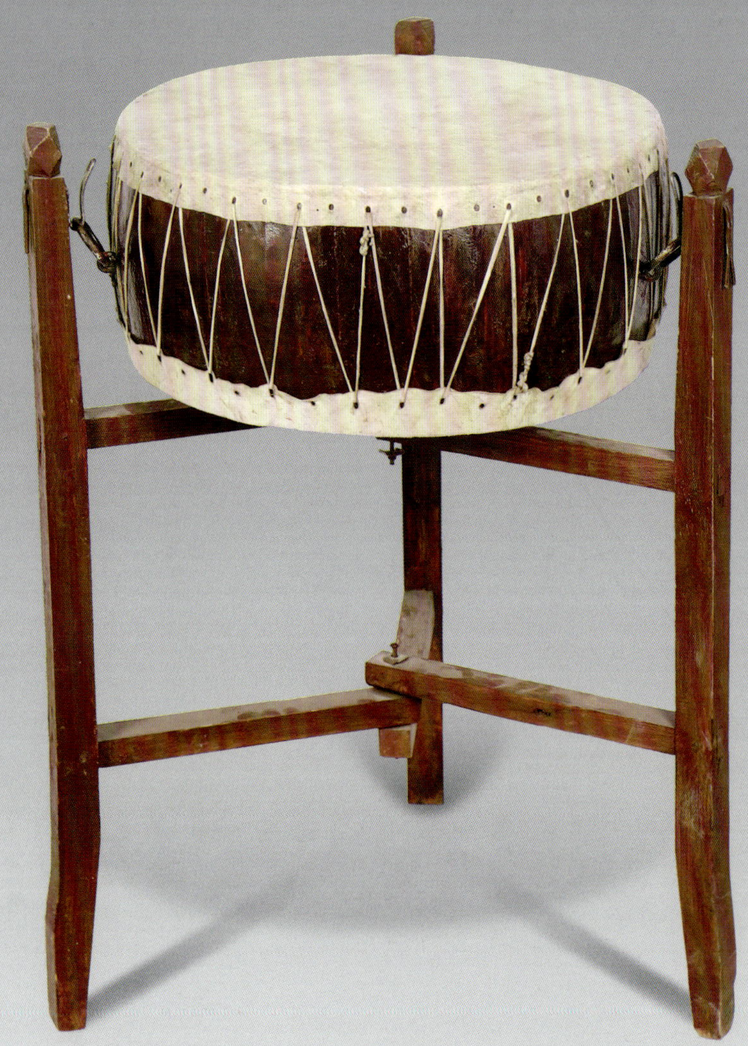

民国萨满皮鼓

民国（1912—1949）

尺寸：直径 47.5 cm，高 20.5 cm

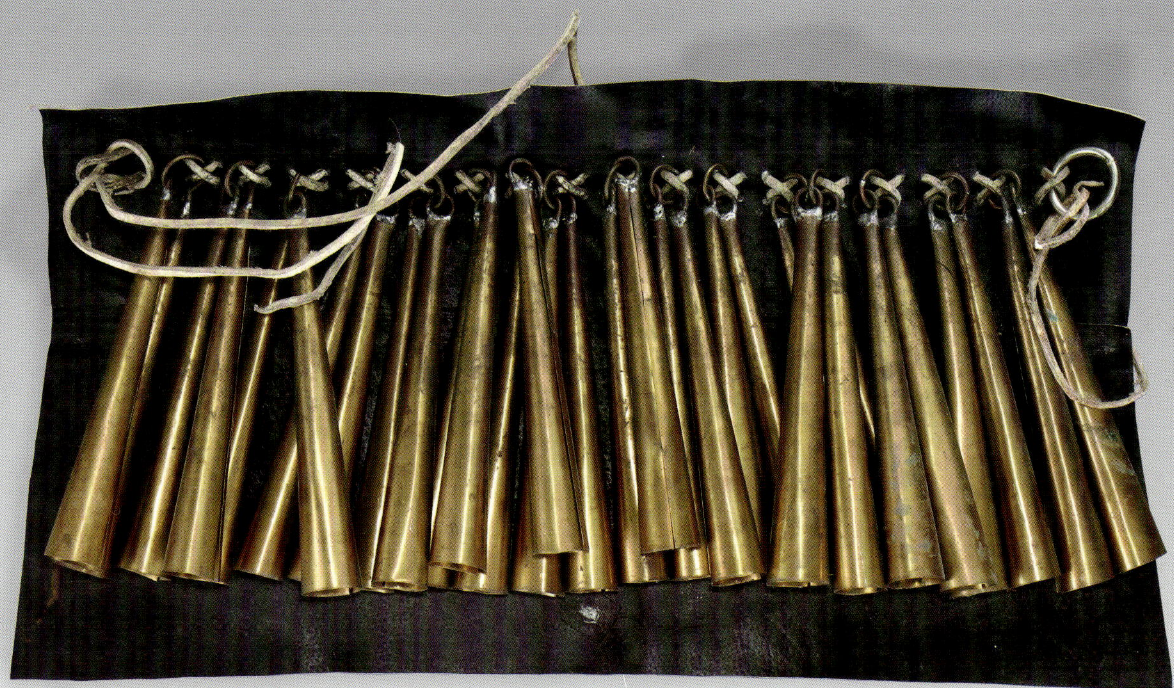

萨满巫师祭祀用腰铃

现代

尺寸：长 61 cm，铜铃底径 3 cm，宽 33 cm

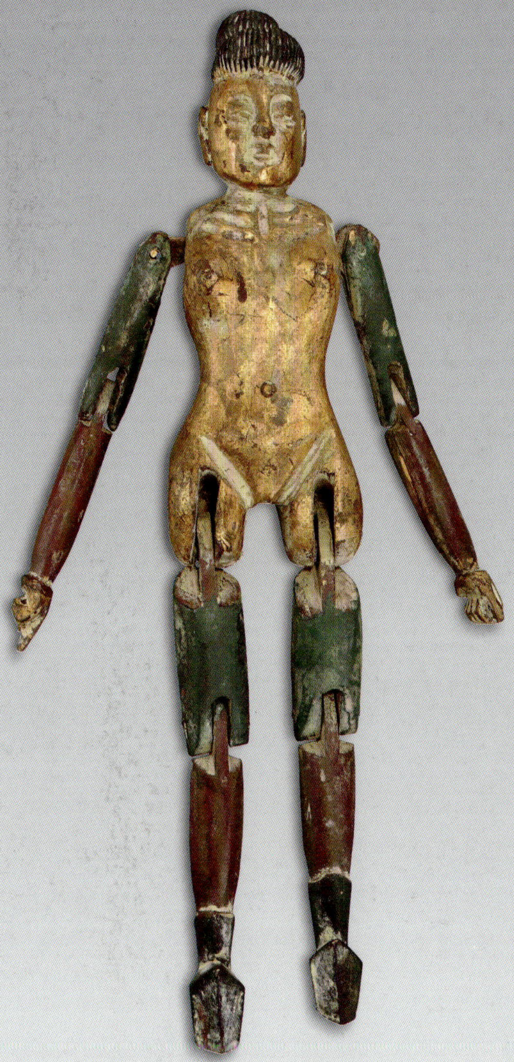

民国女性萨满木制人偶

民国（1912—1949）
尺寸：高 36 cm

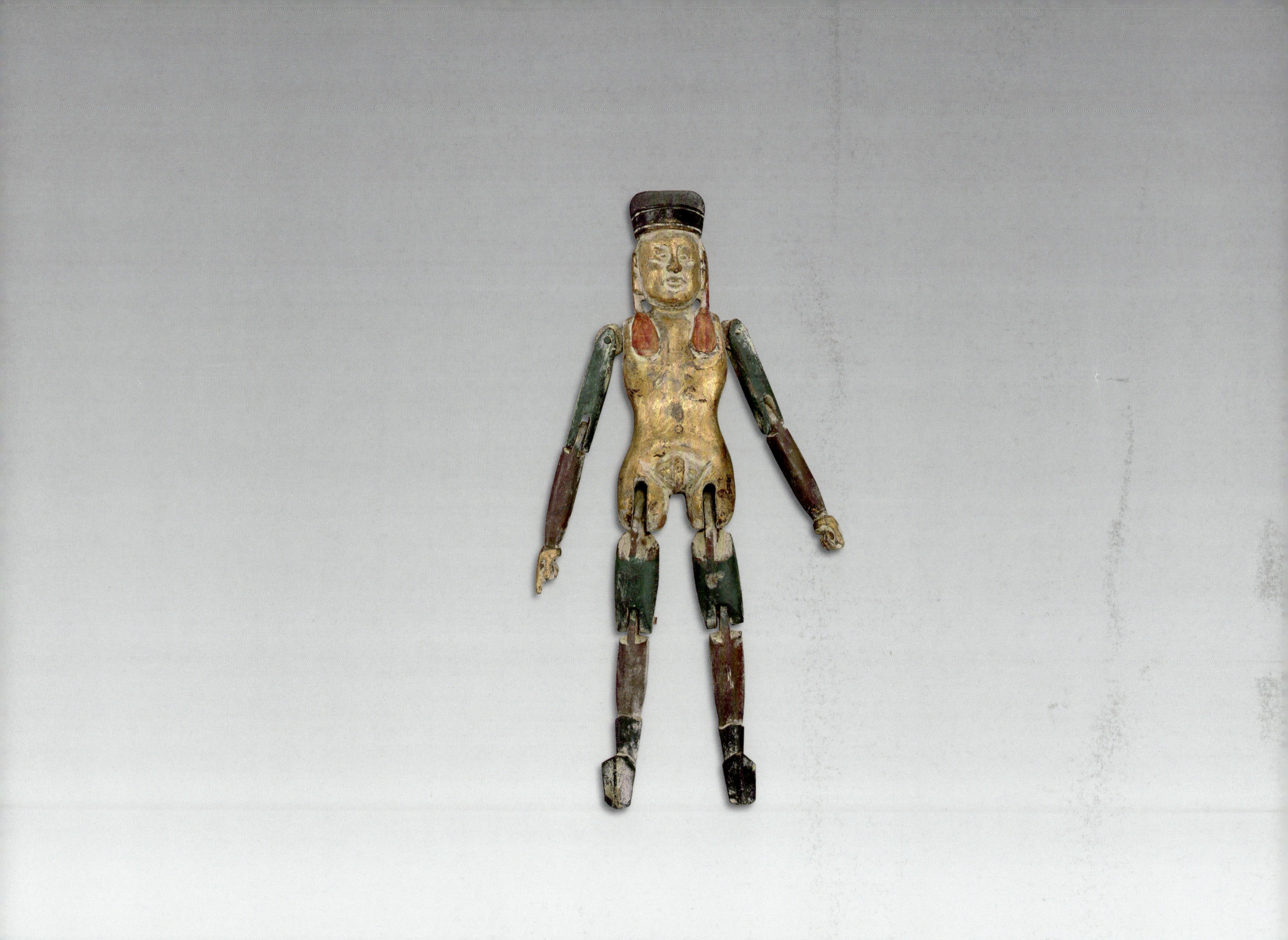

民国男性萨满木制人偶

民国（1912—1949）
尺寸：高 36 cm

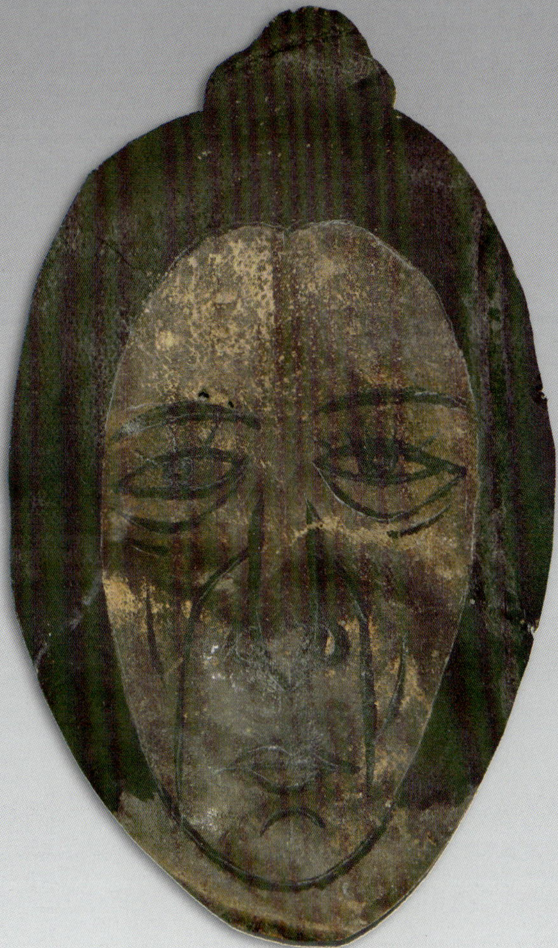

民国满族祭祀用何姓皮面具

民国（1912—1949）

尺寸：宽 15.4 cm，高 25 cm

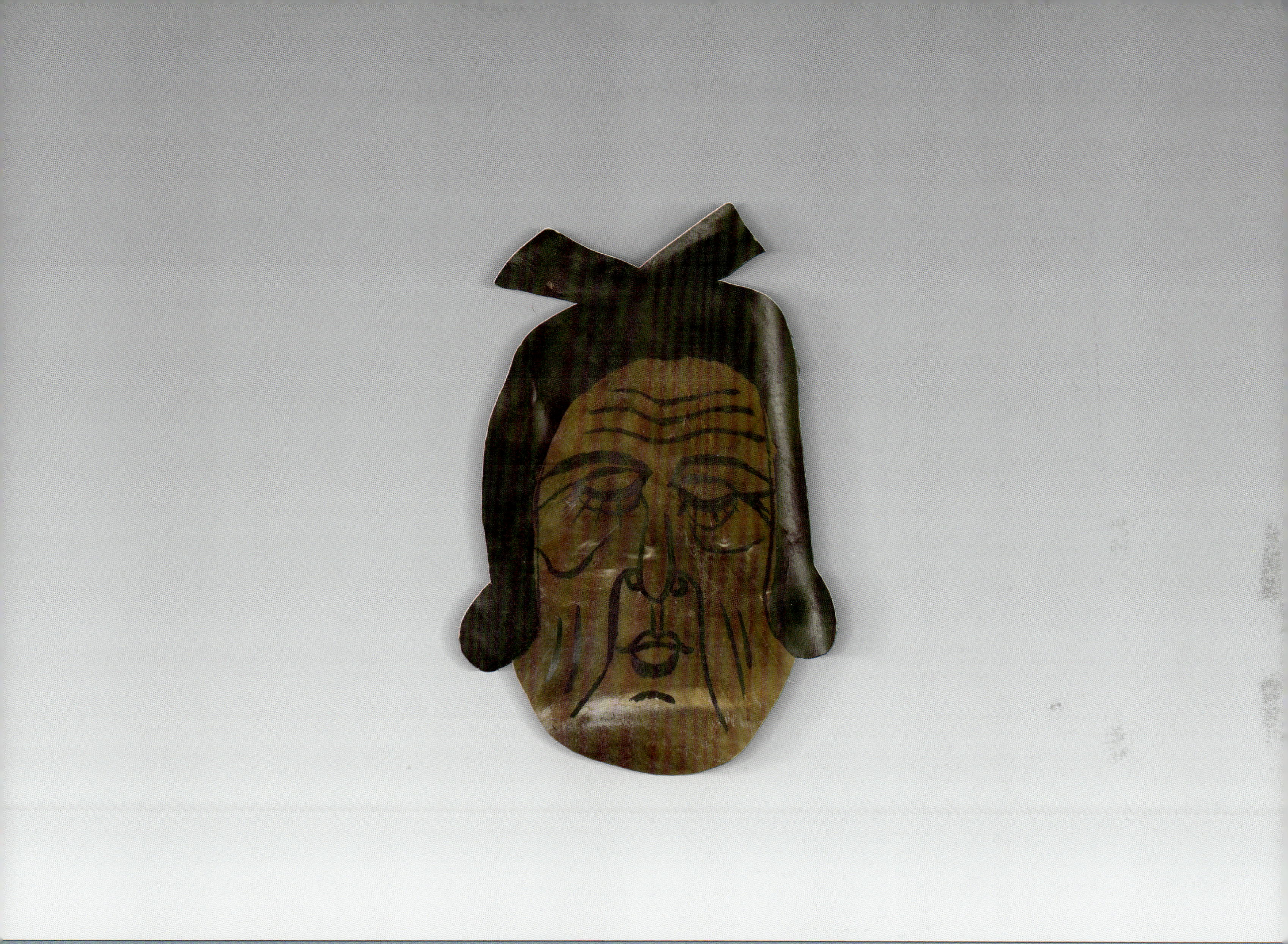

民国满族祭祀用何姓皮面具

民国（1912—1949）
尺寸：宽 17.7 cm，高 26 cm

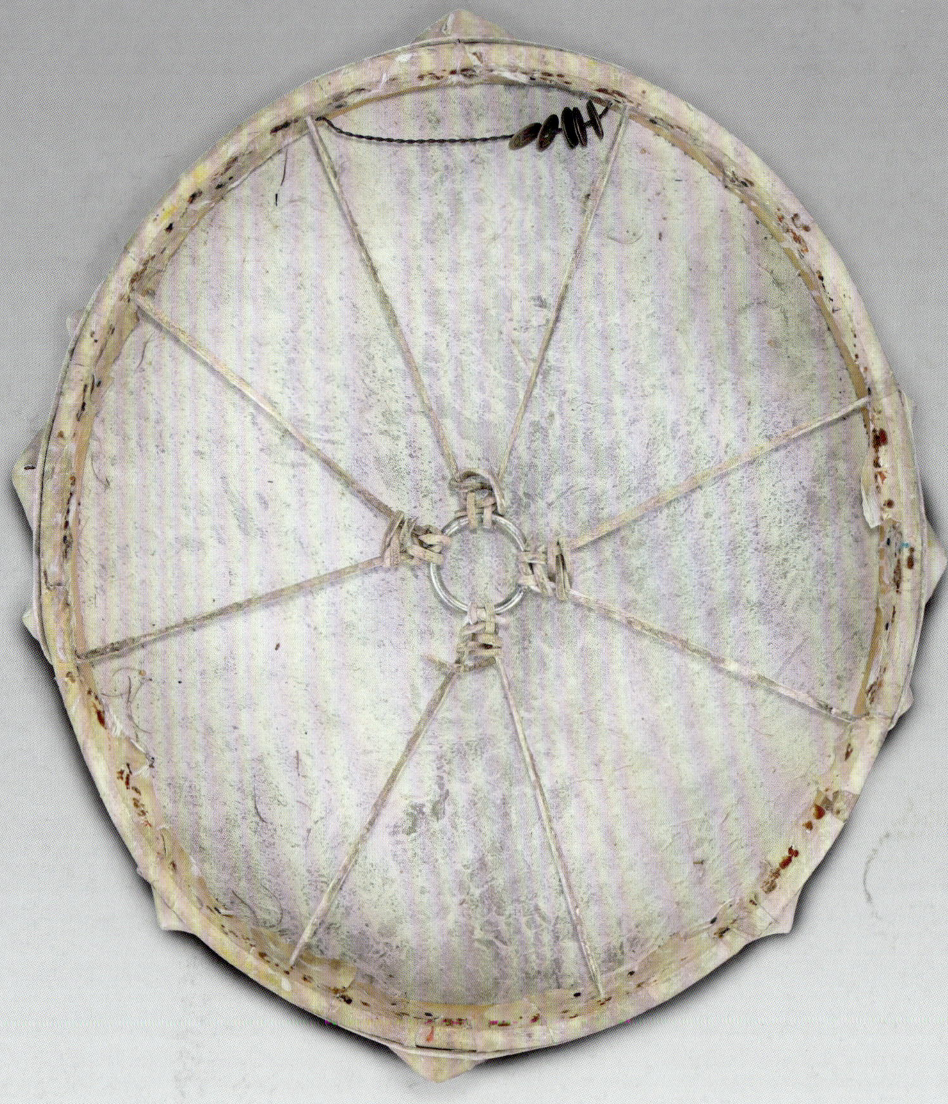

鄂温克族巫师用手鼓

现代

尺寸：直径 61.5 cm，高 5 cm

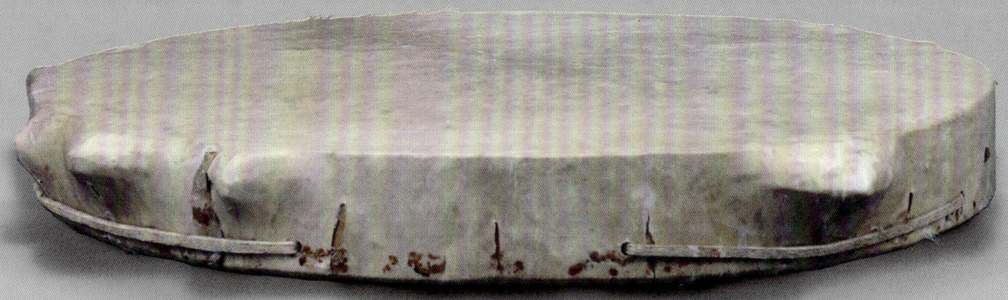

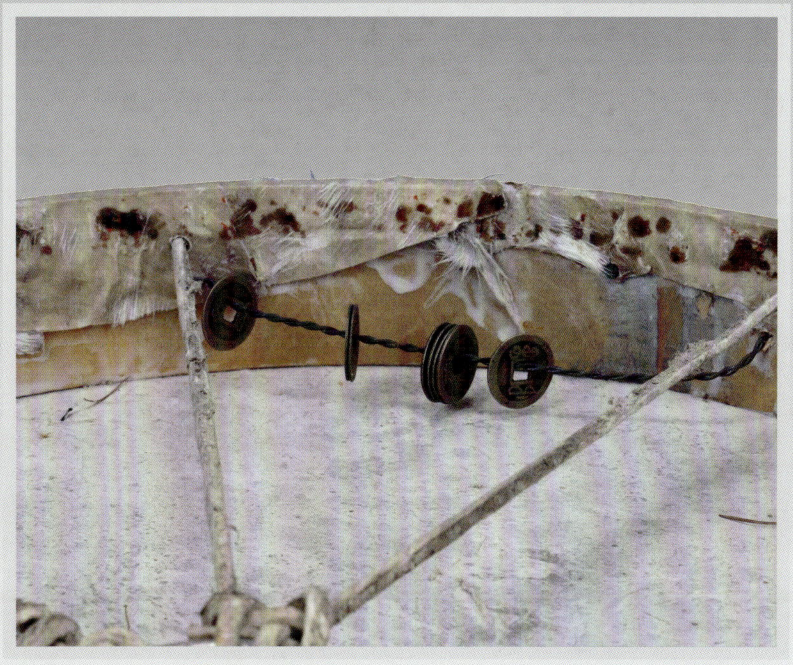

春秋红衣垂腹陶罐

春秋（公元前 770—公元前 476）

尺寸：口径 7.5 cm，底径 7.4 cm，腹围 55.5 cm，高 15.1 cm

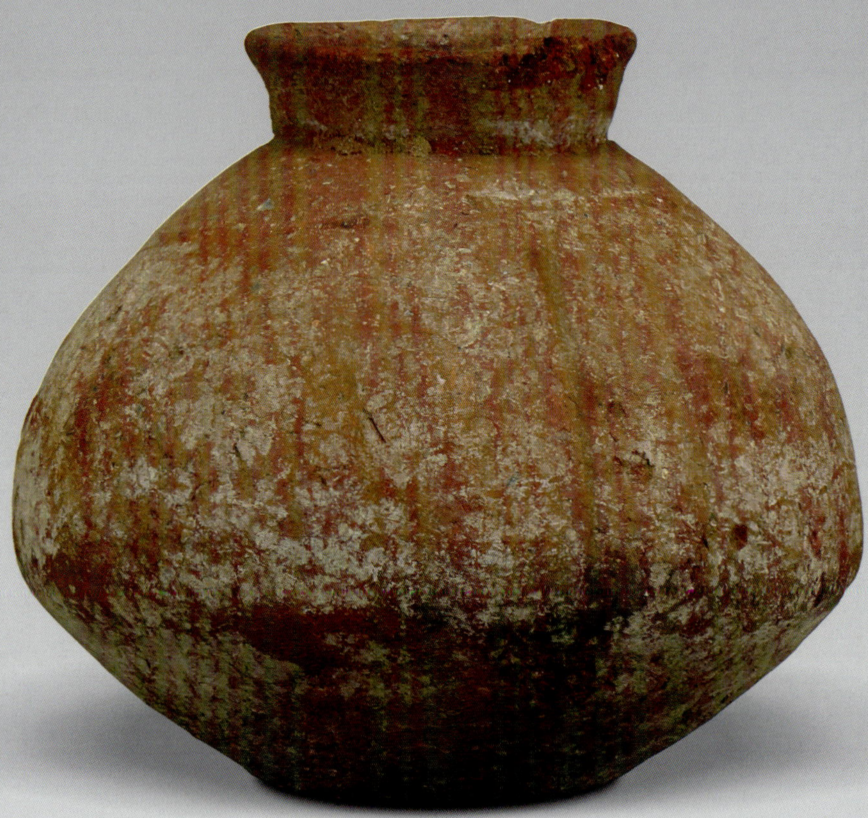

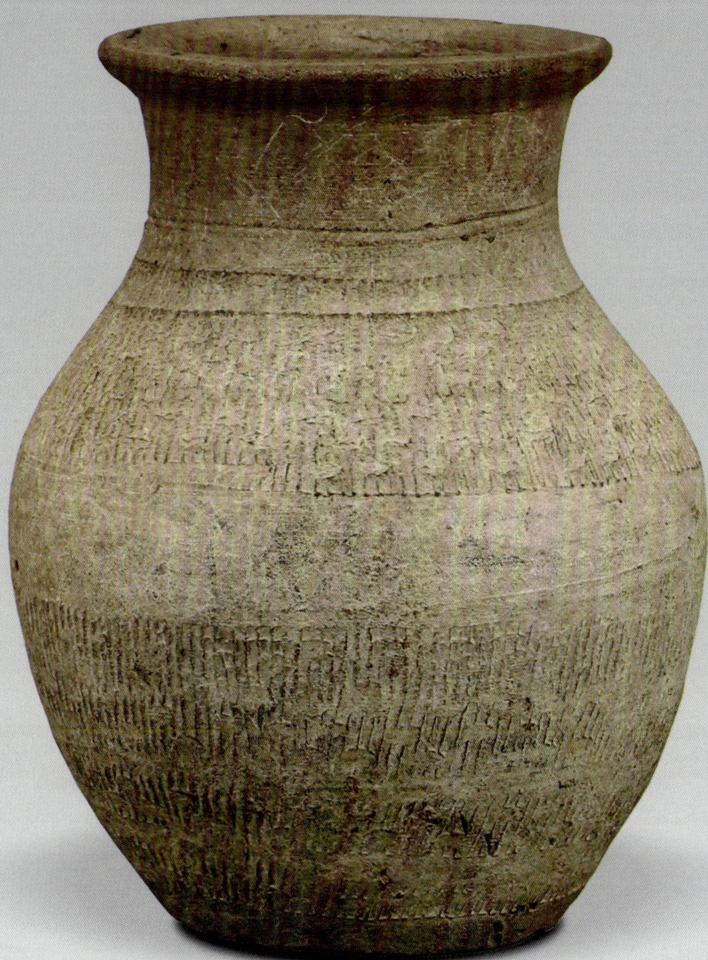

辽篦纹陶壶

辽（907—1125）

尺寸：口径 8.1 cm，底径 6.4 cm，腹围 35.3 cm，高 14 cm

清东方朔偷桃鱼篓尊

清（1616—1911）

尺寸：口径 1.6 cm，腹围 19.6 cm，底径 3.5 cm，高 10.4 cm

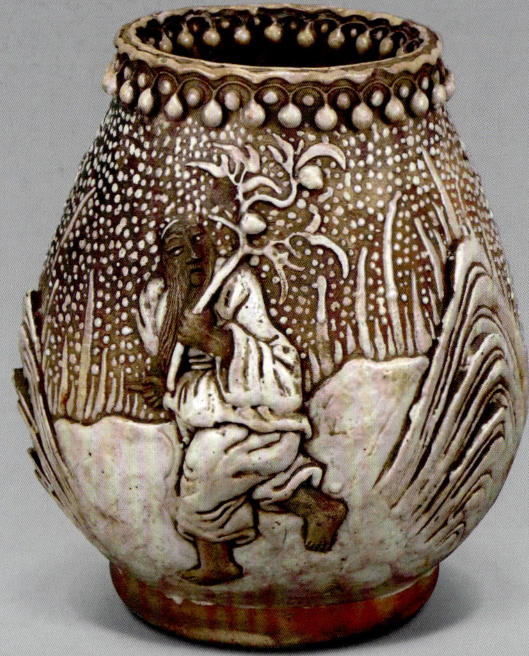

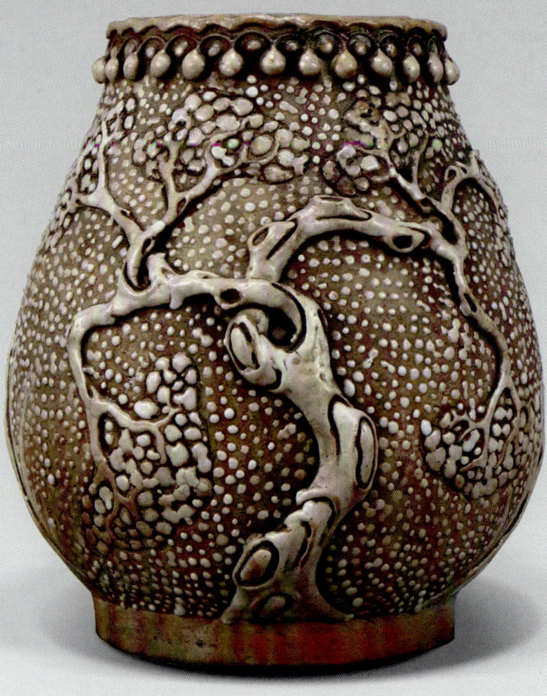

民国铜抿子

民国（1912—1949）
尺寸：长 17 cm，宽 3.7 cm，高 5 cm

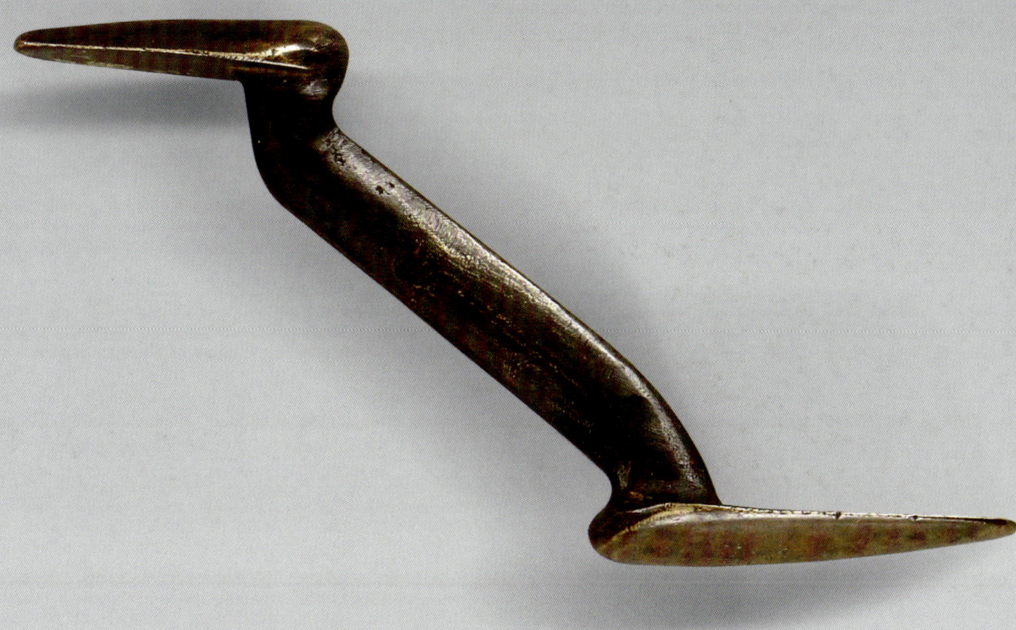

金铁锈花诗文玉壶春瓷瓶

金（1115—1234）

尺寸：口径 8 cm，腹围 48.3 cm，底径 6.8 cm，高 27.6 cm

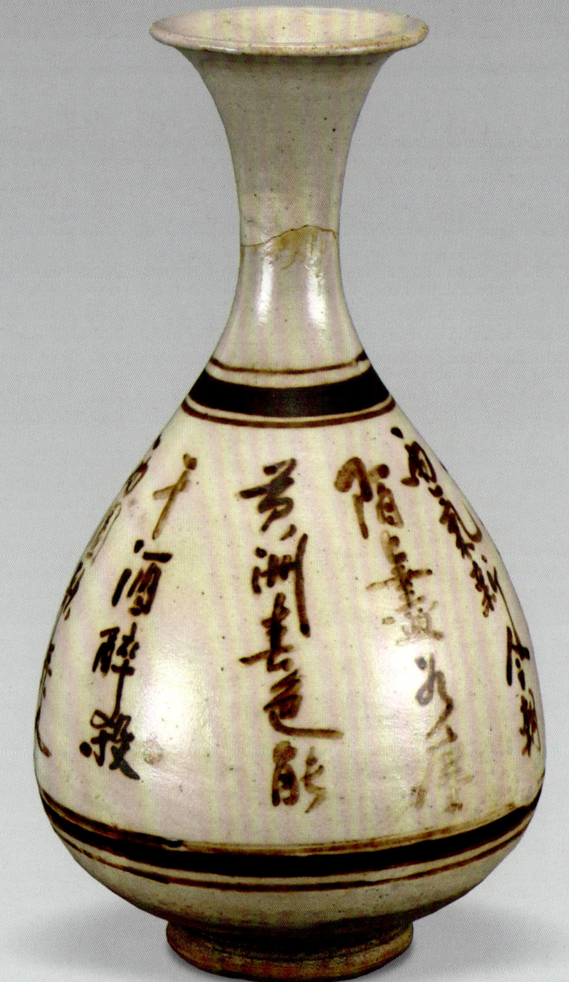

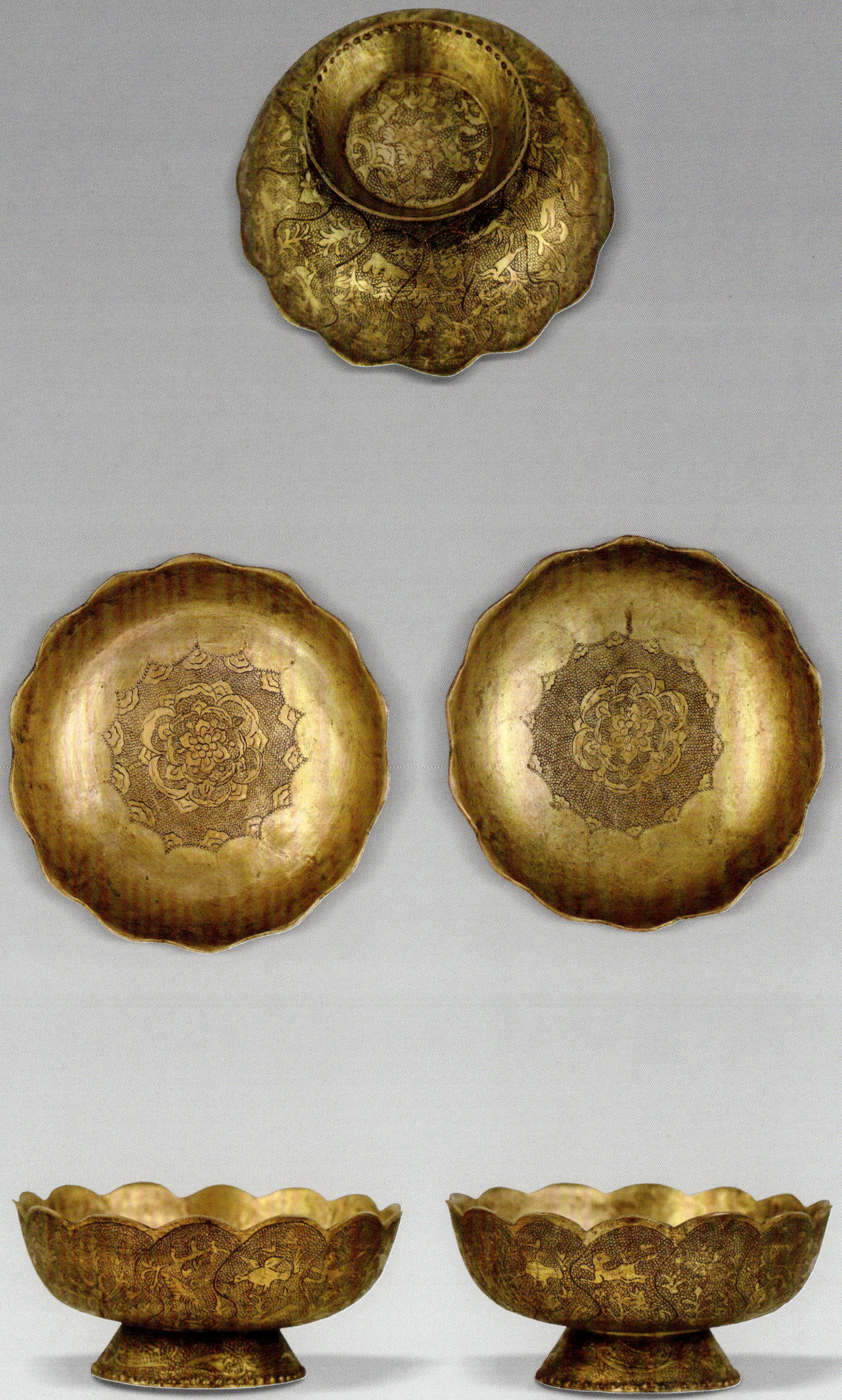

民国锤碟铜鎏金鸟兽纹碗

民国（1912—1949）

尺寸：口径 12.5 cm，底径 6.5 cm，高 5.7 cm

民国锤碟铜鎏金凤纹瓶

民国（1912—1949）

尺寸：口径 5 cm，底径 4.5 cm，腹围 23.4 cm

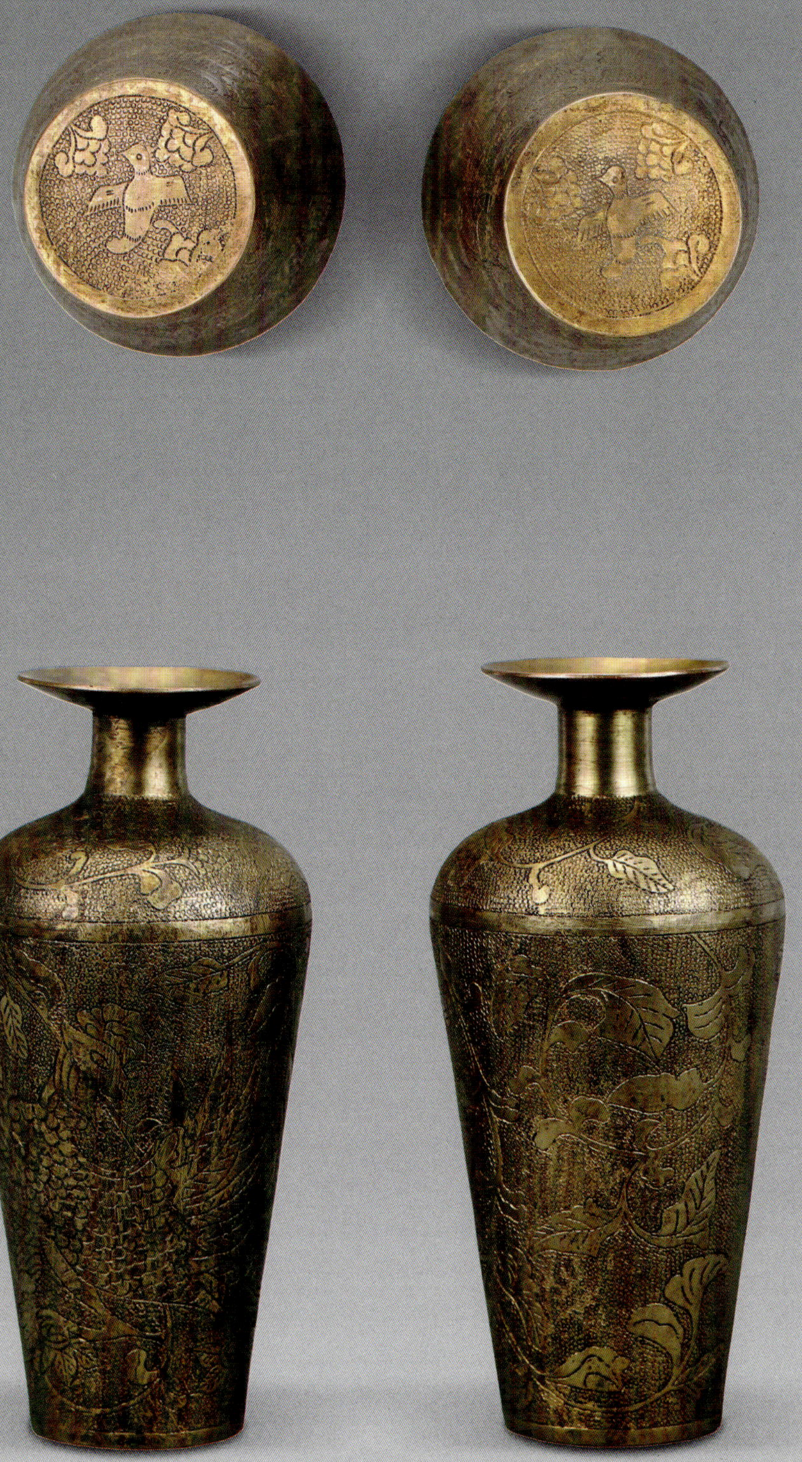

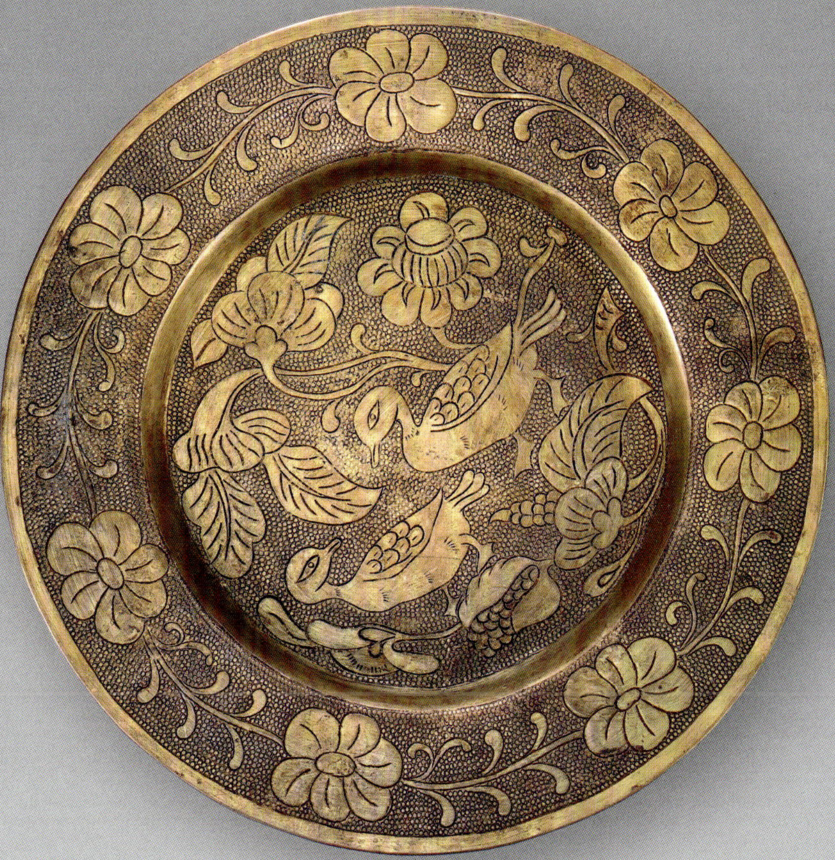

民国锤碟铜鎏金雏雁纹盘

民国（1912—1949）

尺寸：直径 18.7 cm，高 1.2 cm

金六耳铁锅

金（1115—1234）

尺寸：口径 68.2 cm，腹围 233 cm，高 47.9 cm

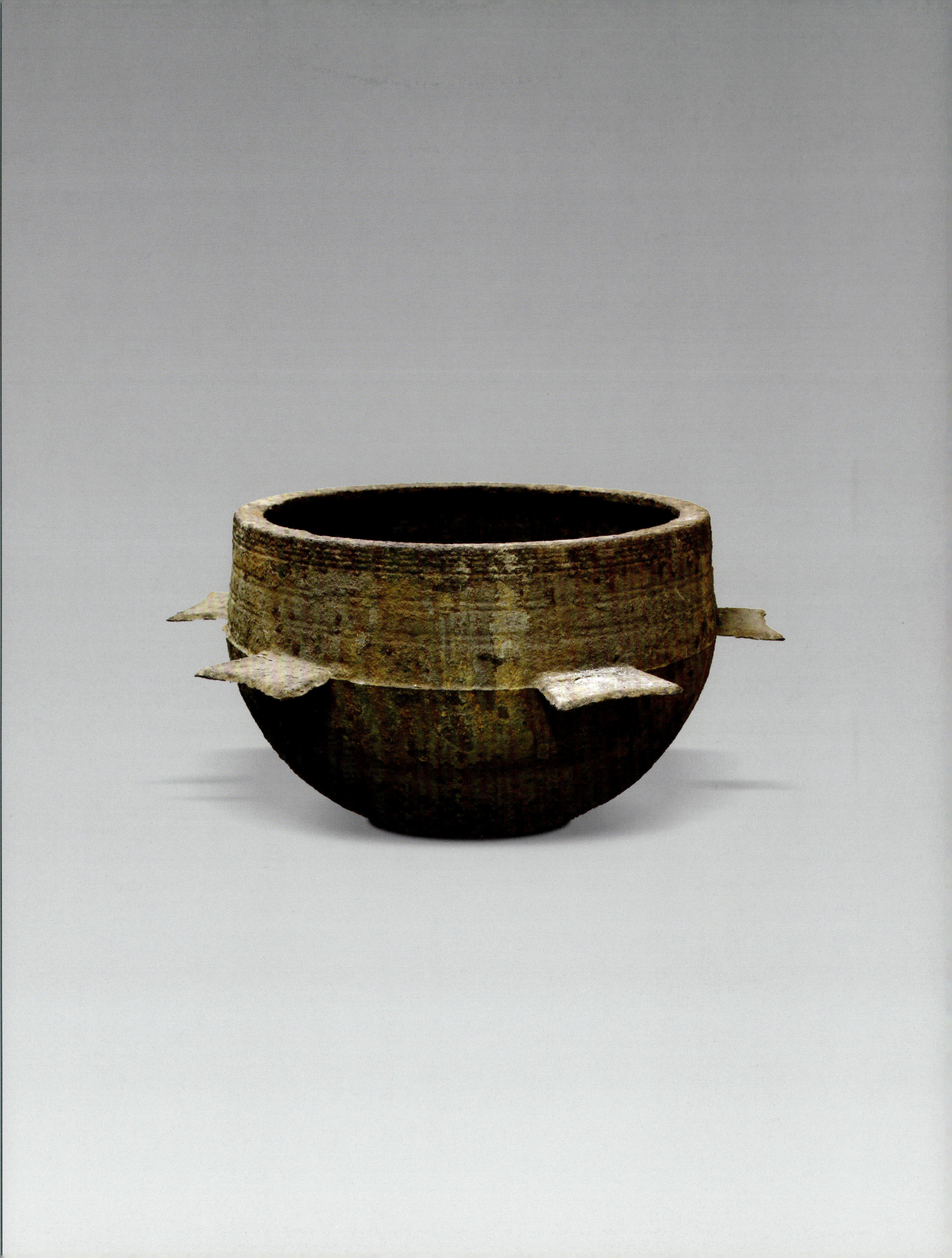

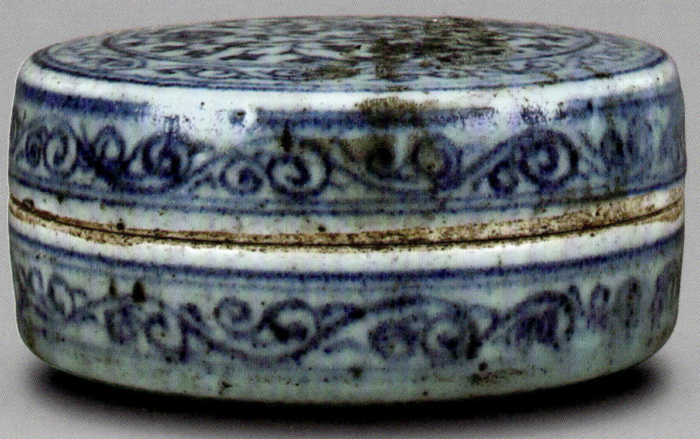

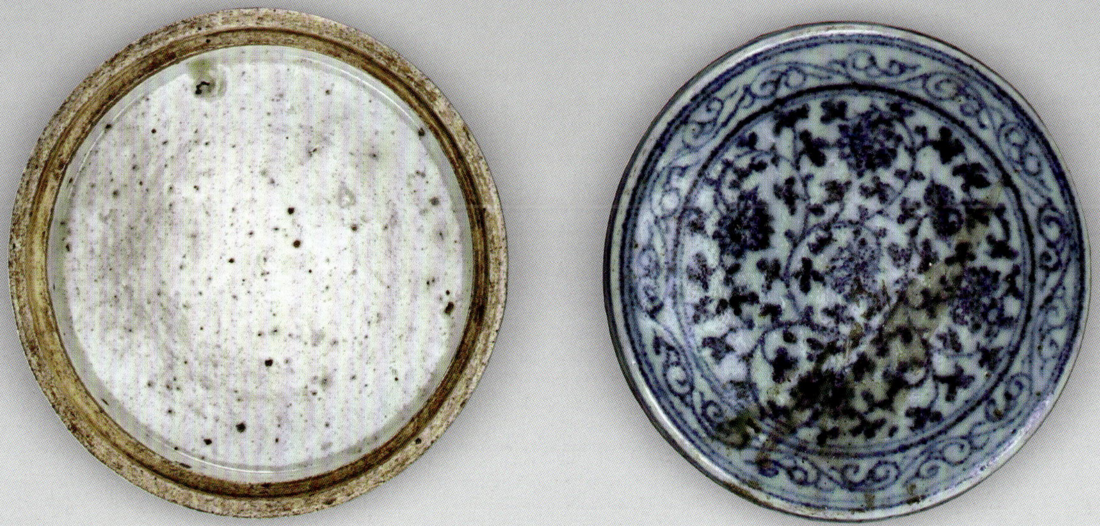

民国缠枝纹青花瓷盒

民国（1912—1949）

尺寸：口径 12.2 cm，腹围 43 cm，高 7.2 cm

民国竹节柱铁烛台

民国（1912—1949）

尺寸：口径 2.8 cm，底径 6 cm，高 16 cm

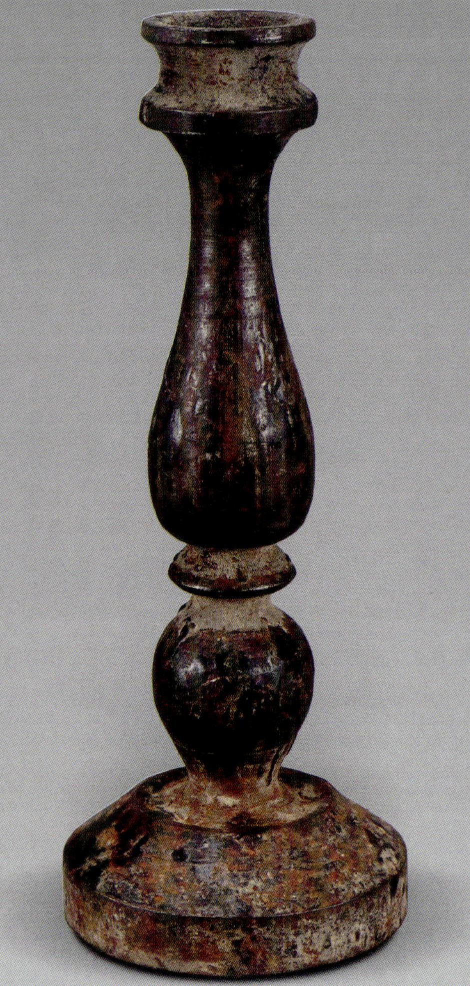

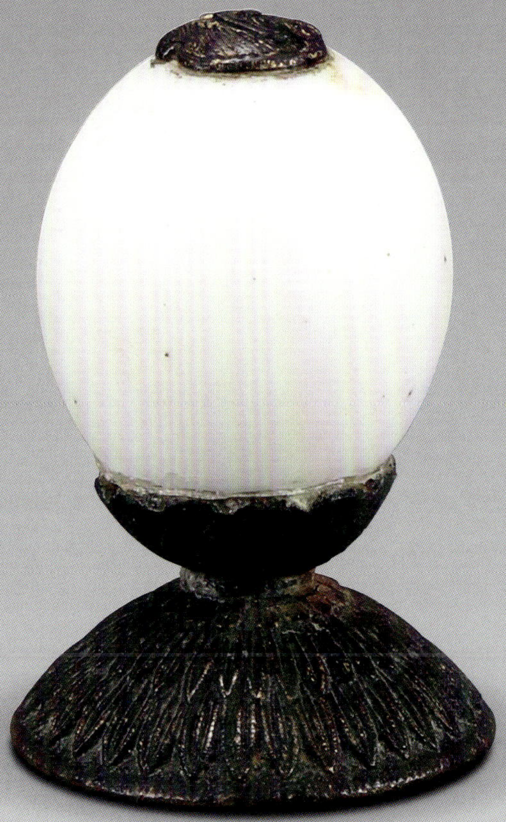

清六品顶珠

清（1616—1911）

尺寸：上围 9.8 cm，底径 3.5 cm，高 5.4 cm

金铜人护身符

金（1115—1234）

尺寸：长 2.2 cm，宽 1.2 cm，高 5.9 cm

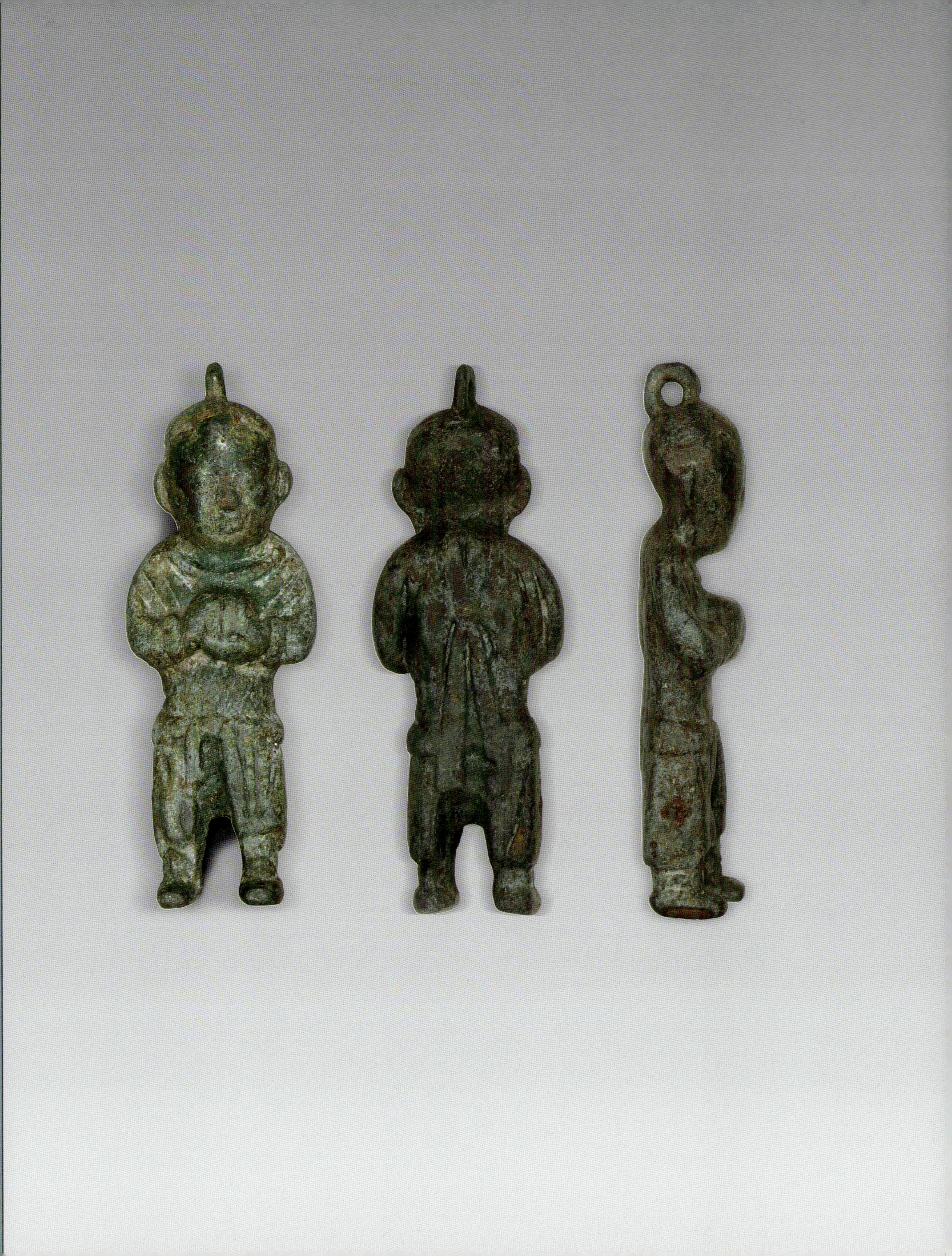

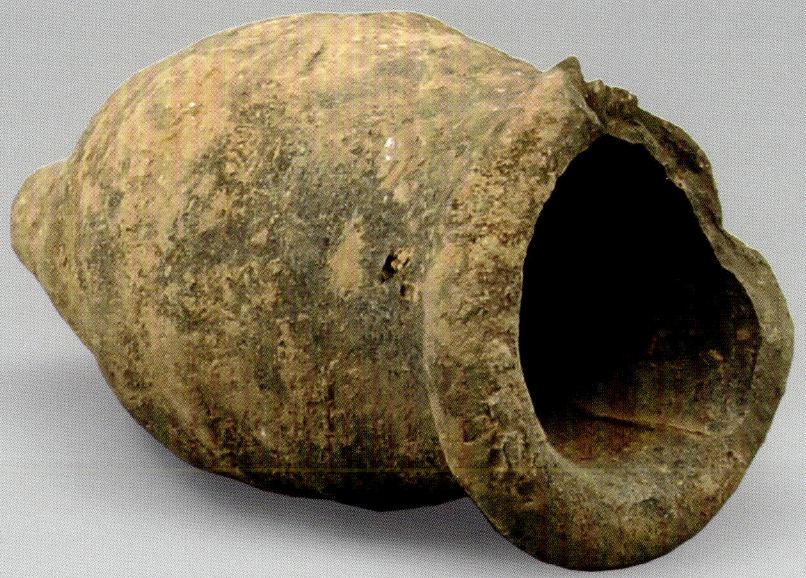

西汉陶汲水器

西汉（公元前 206—25）

尺寸：口径 3.8 cm，腹围 11.7 cm，高 7 cm

国医典藏

人参文化篇

◎放山用具
◎精品人参

吉林省中医药博物馆精品

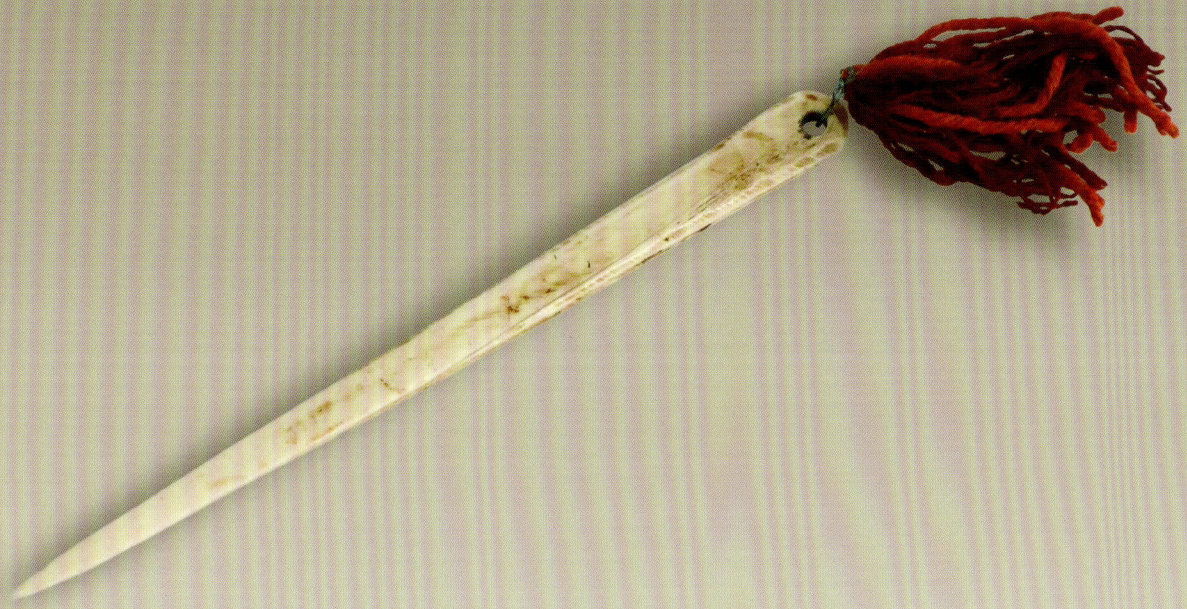

快当签子

尺寸：长 23.8 cm，宽 9.8 cm

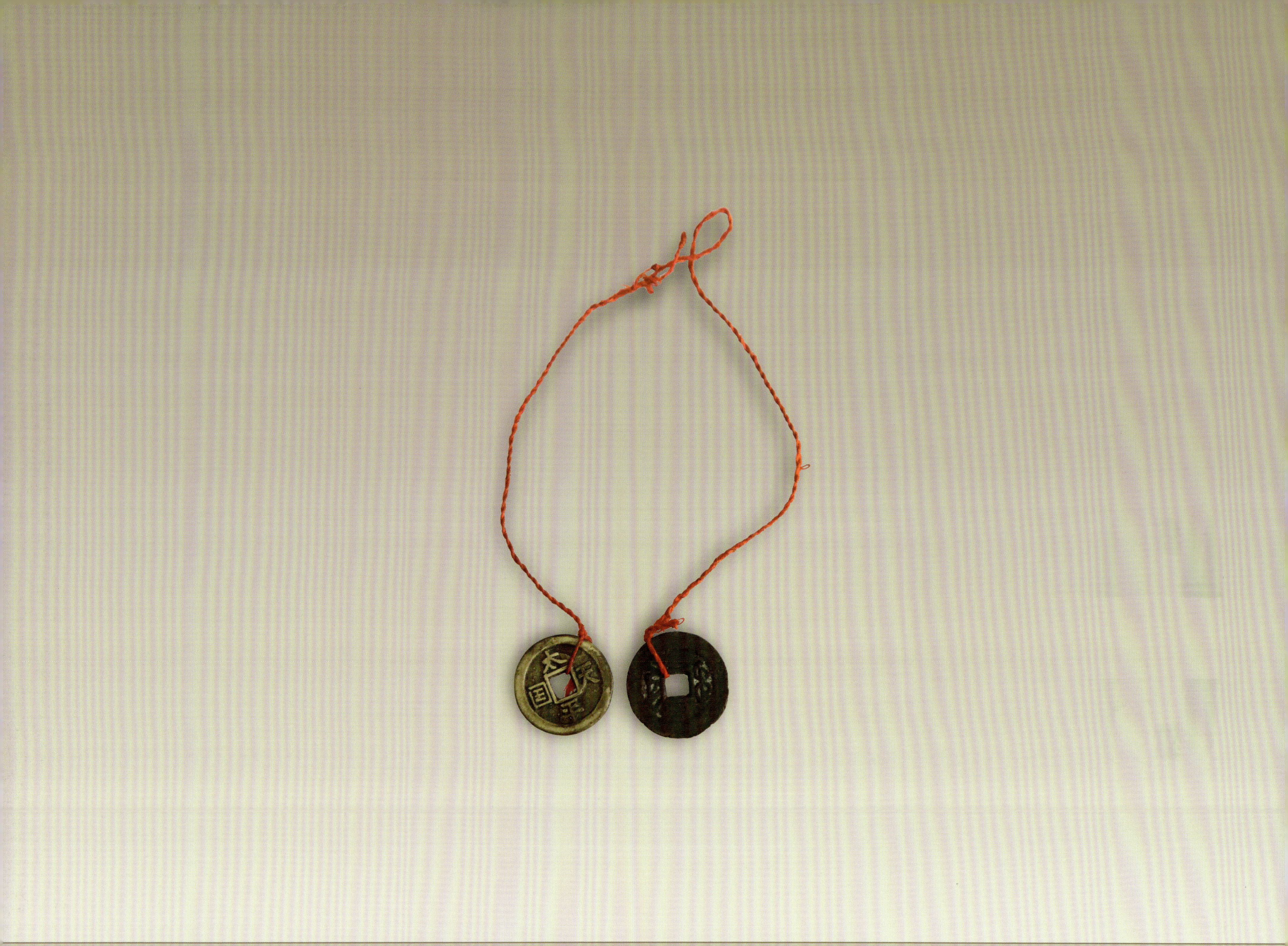

棒槌锁

尺寸：直径 2.5 cm

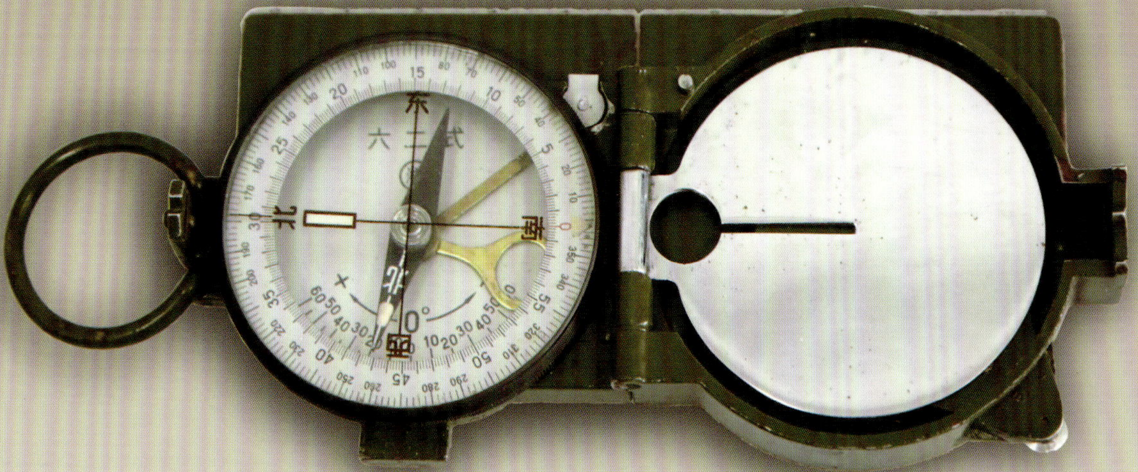

六二式军用指北针

尺寸：长 8.4 cm，宽 6.1 cm，高 2.2 cm

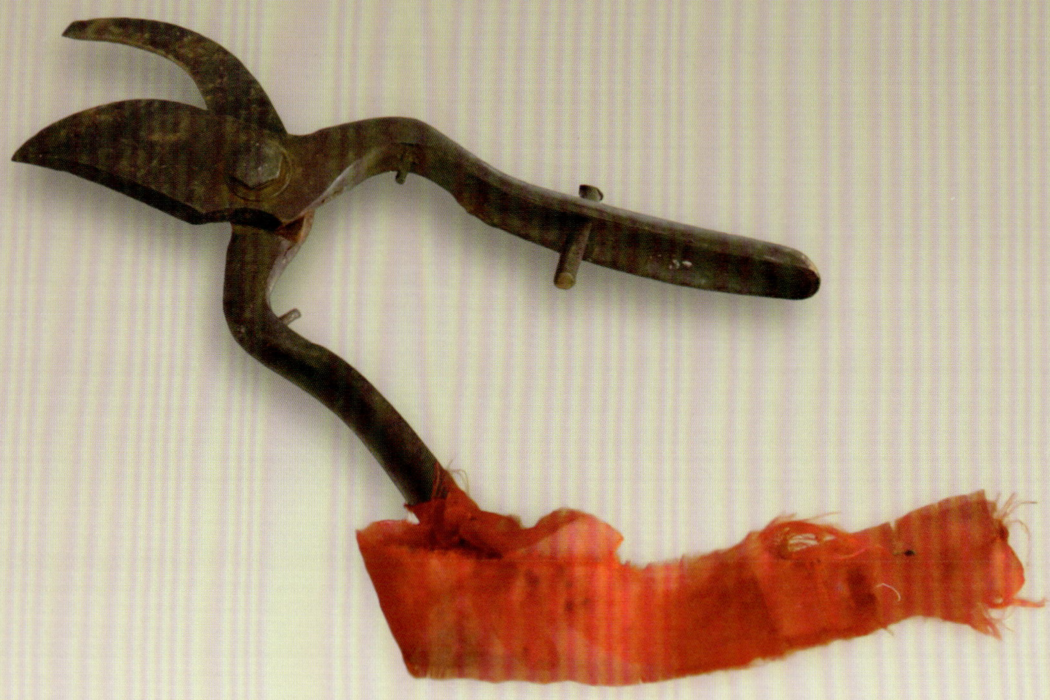

快当剪子

尺寸：长 19.8 cm，宽 5.4 cm

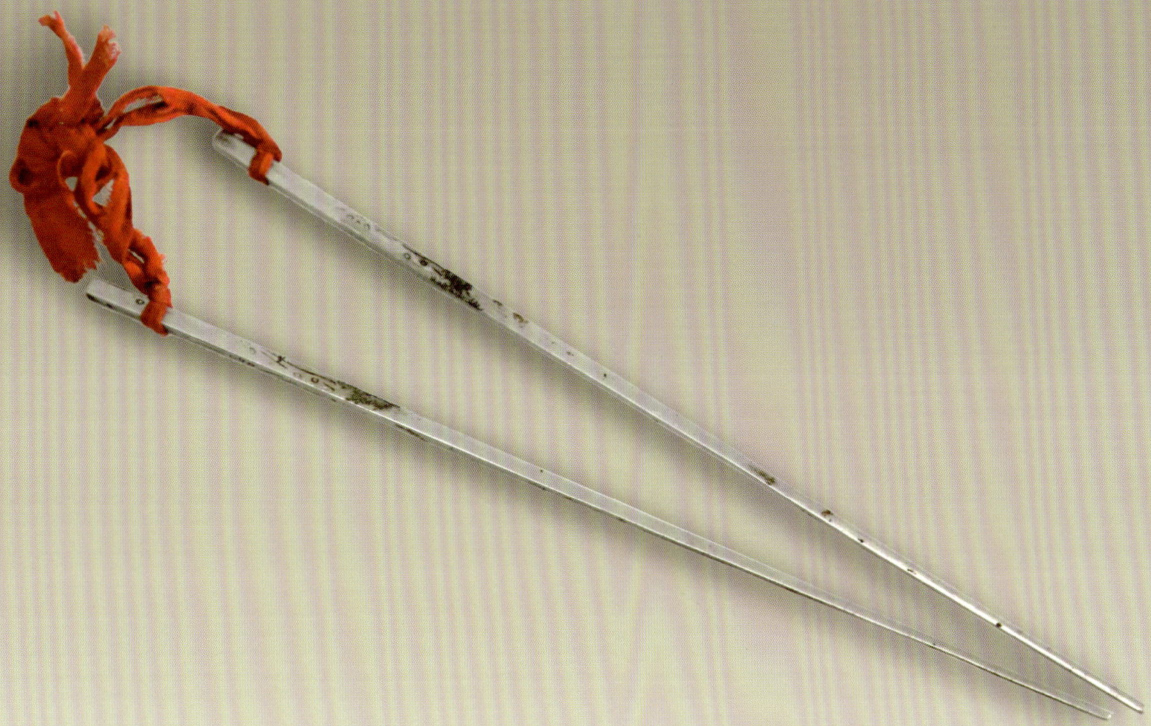

银筷子

尺寸：长 23.2 cm

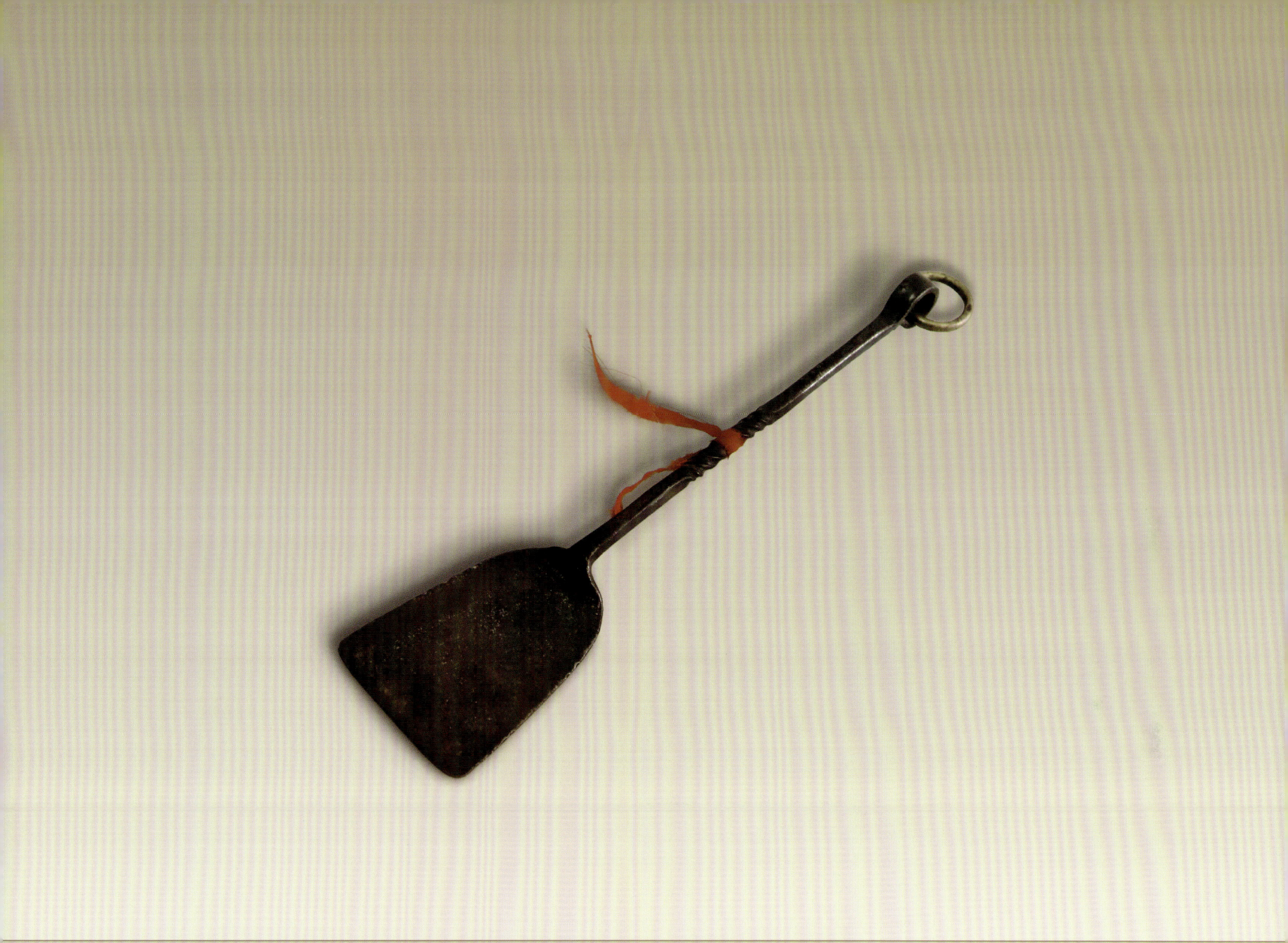

快当铲子

尺寸：长 34.7 cm，宽 8.1 cm

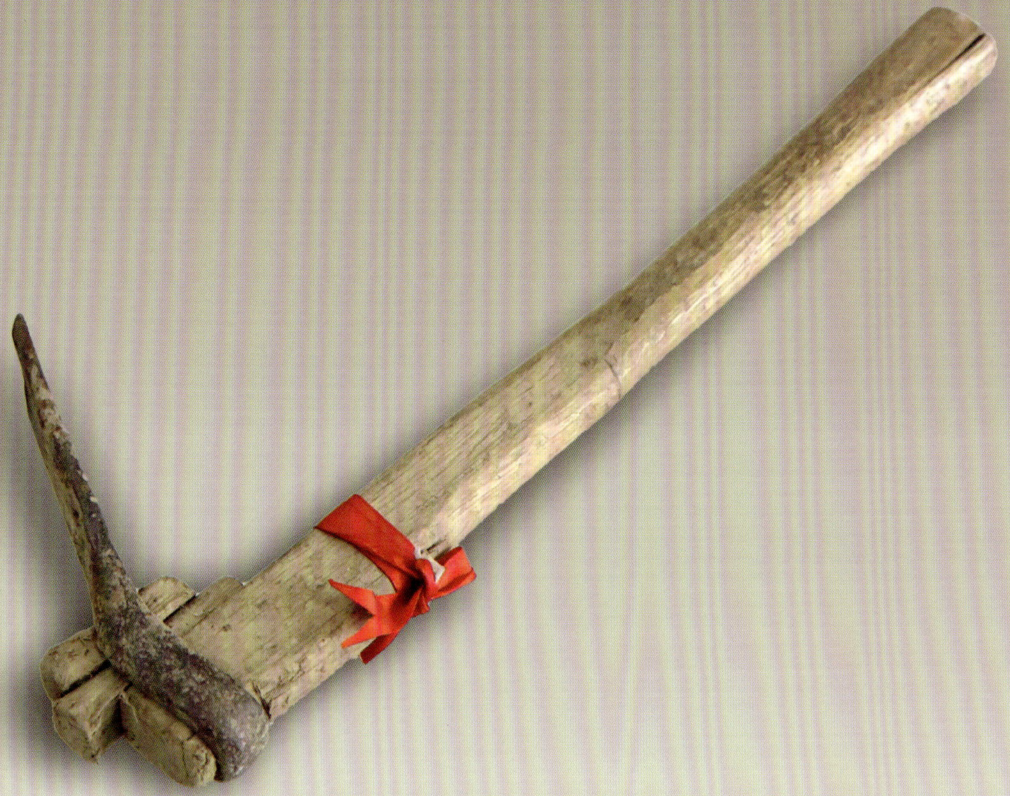

快当镐头

尺寸：长 39.3 cm，宽 15.7 cm

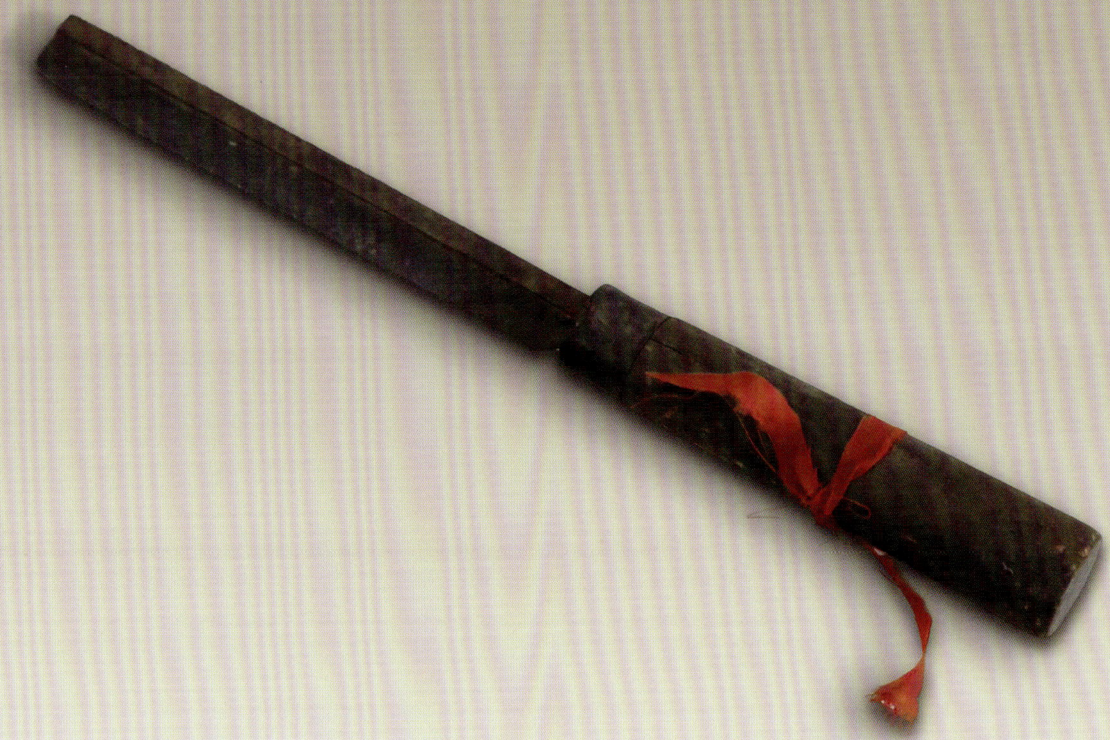

快当锯

尺寸：长 27.2 cm，宽 2.4 cm

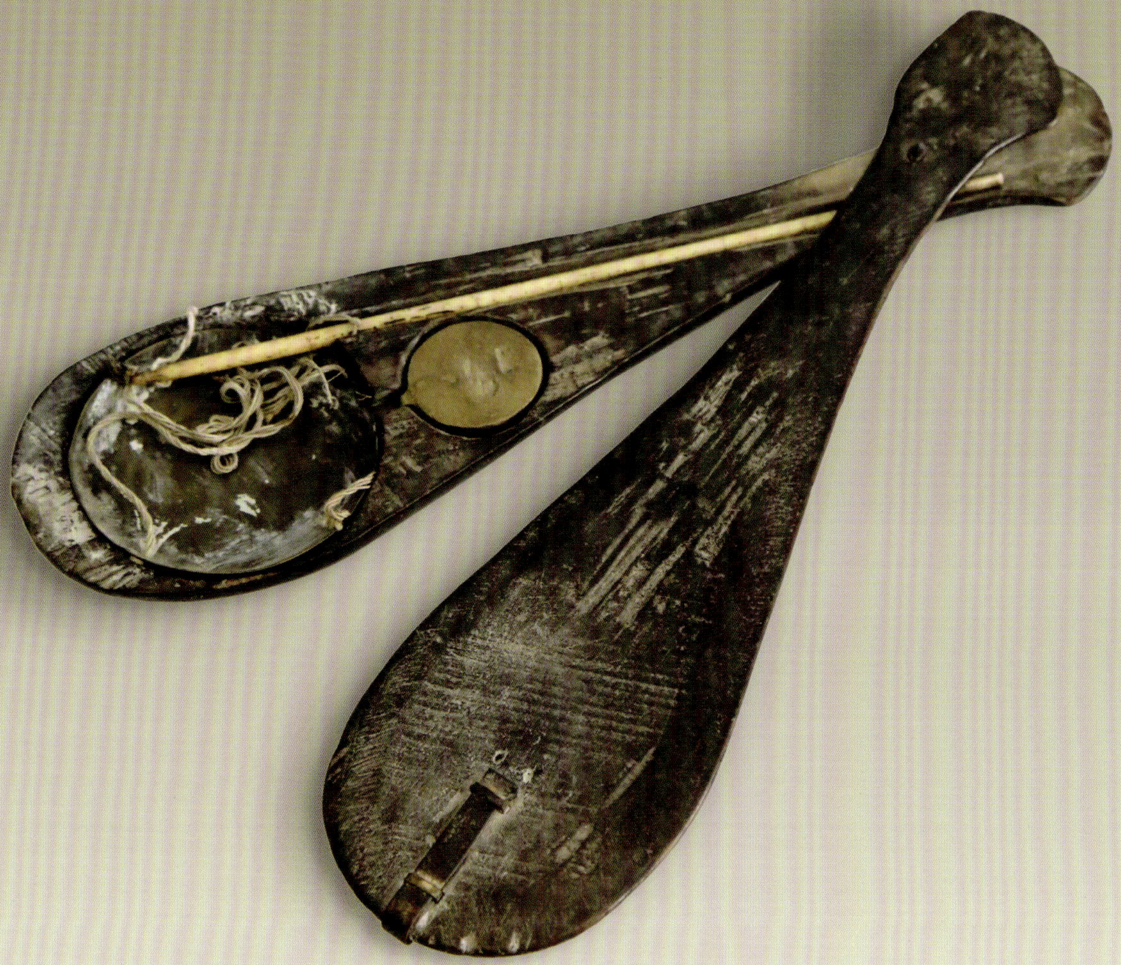

戥子

尺寸：长 32.3 cm，宽 8.7 cm

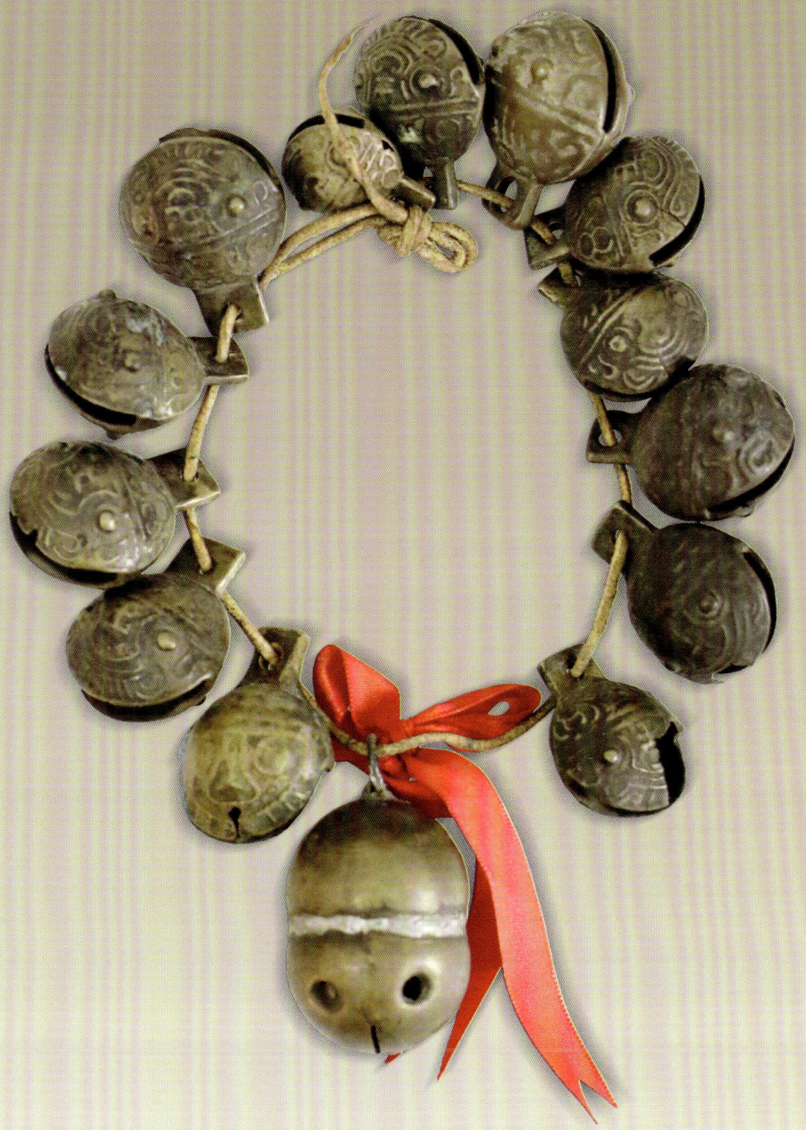

铃铛

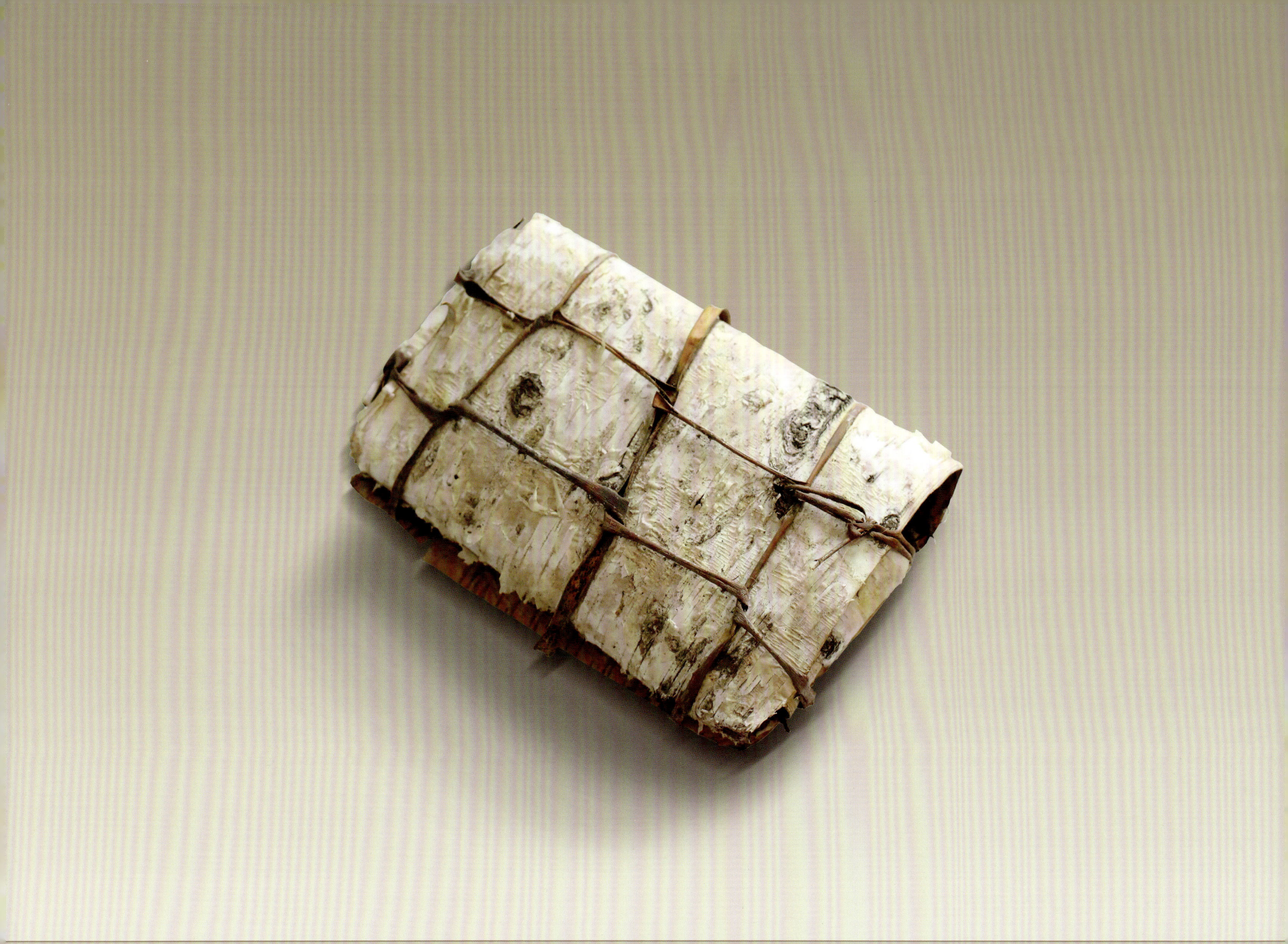

桦树包

尺寸：长 28.2 cm，宽 18.6 cm，高 9.4 cm

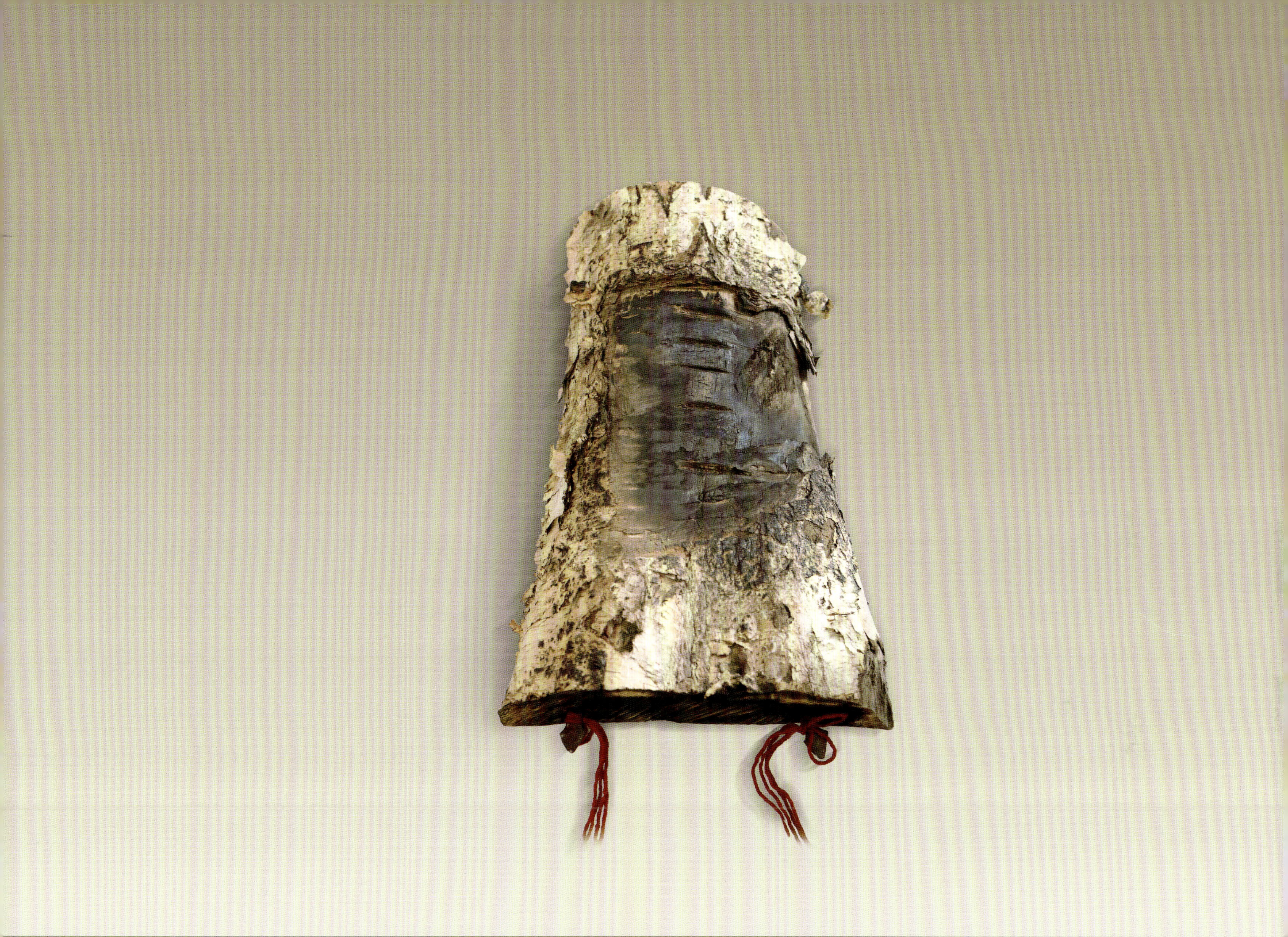

兆头

尺寸：长 29.2 cm，宽 22.7 cm，高 10.3 cm

千手观音

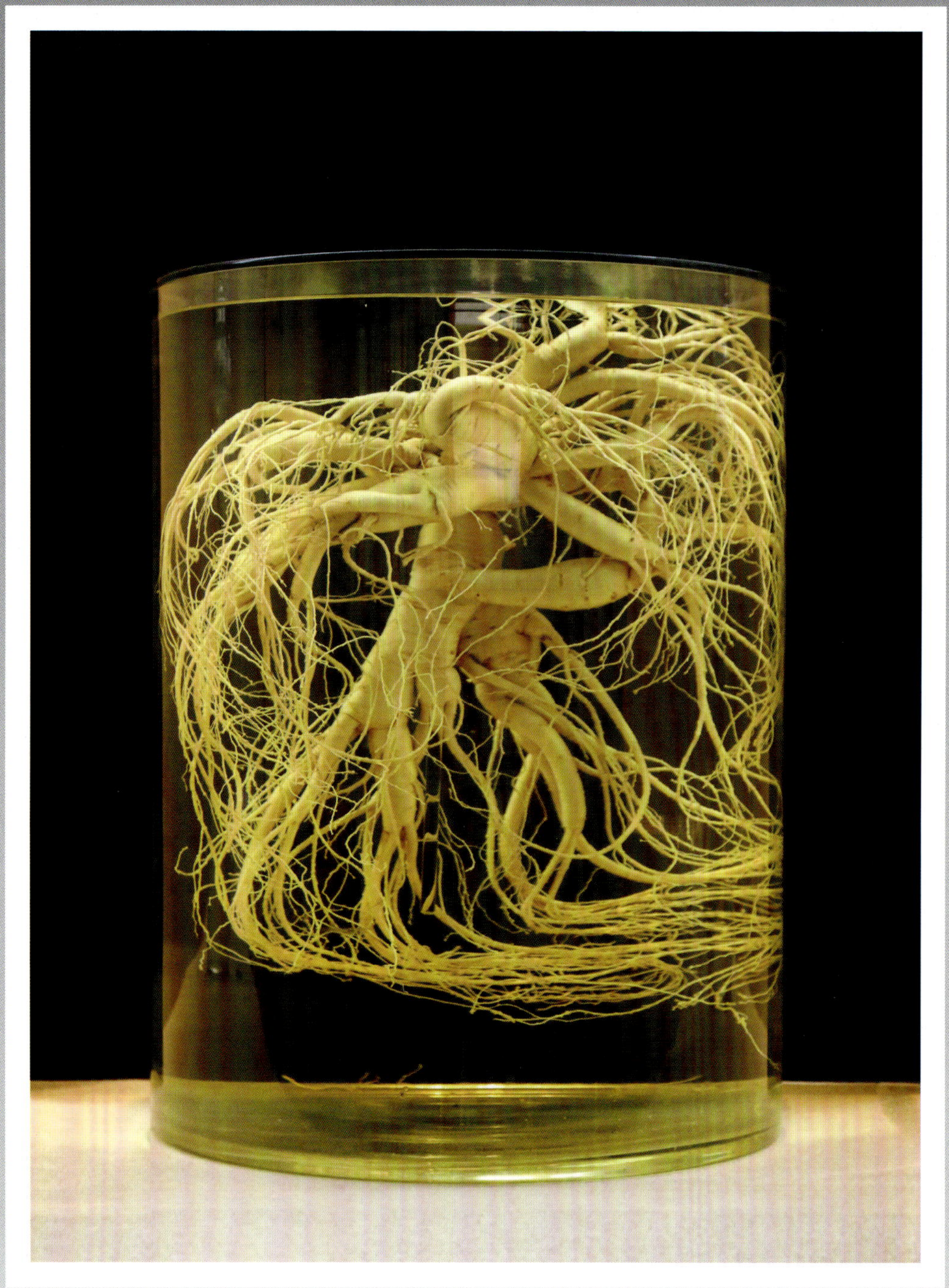

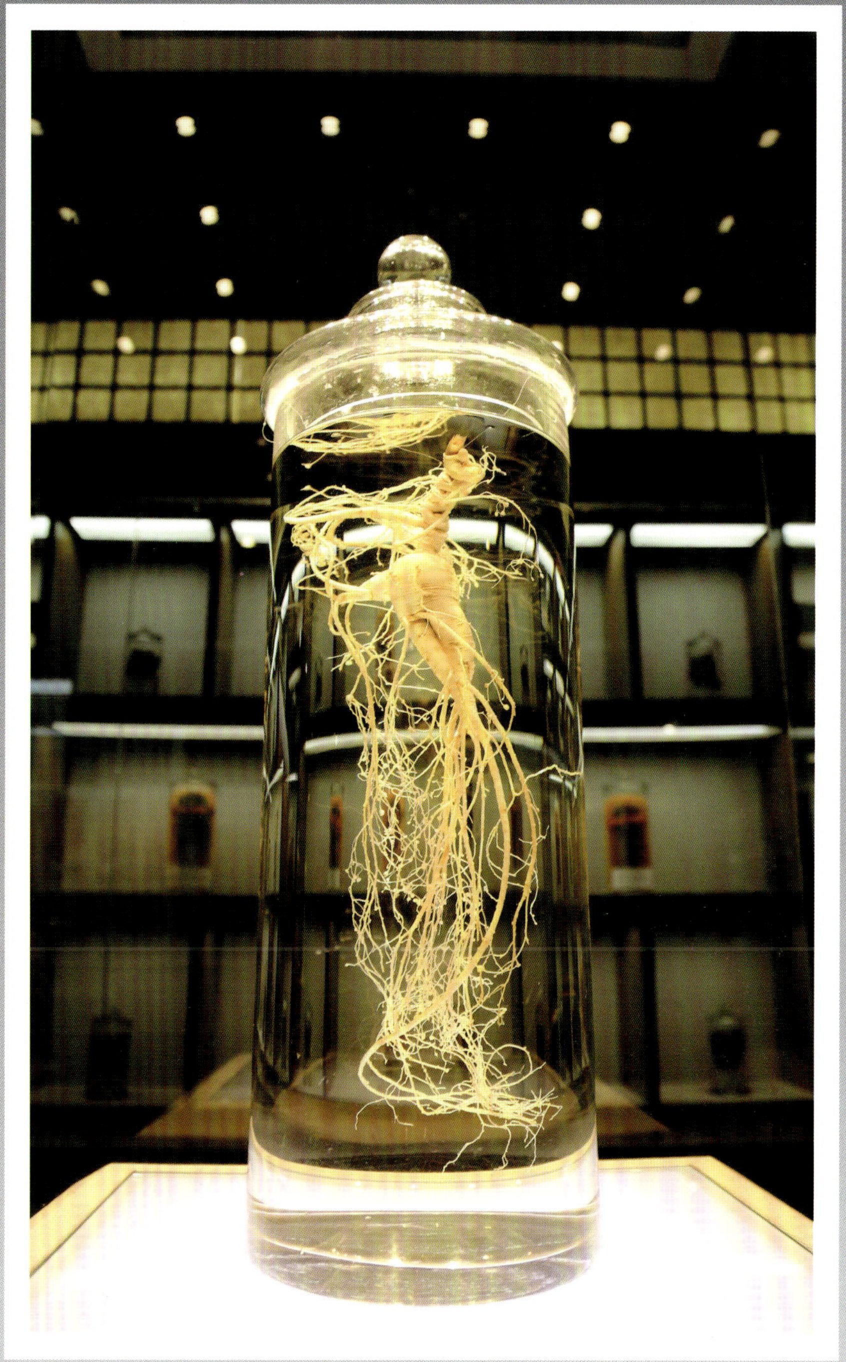

奔跑者

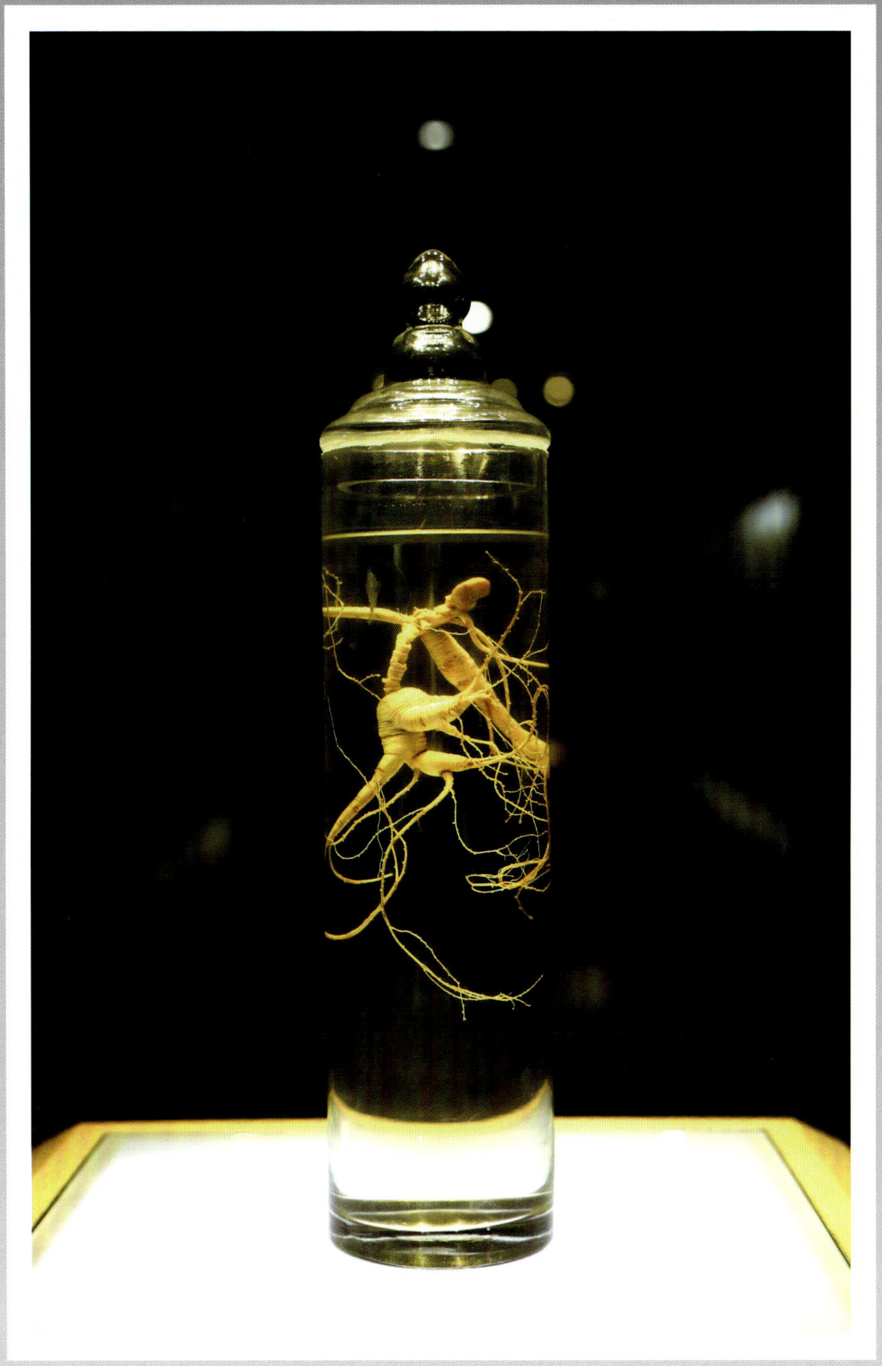

太极

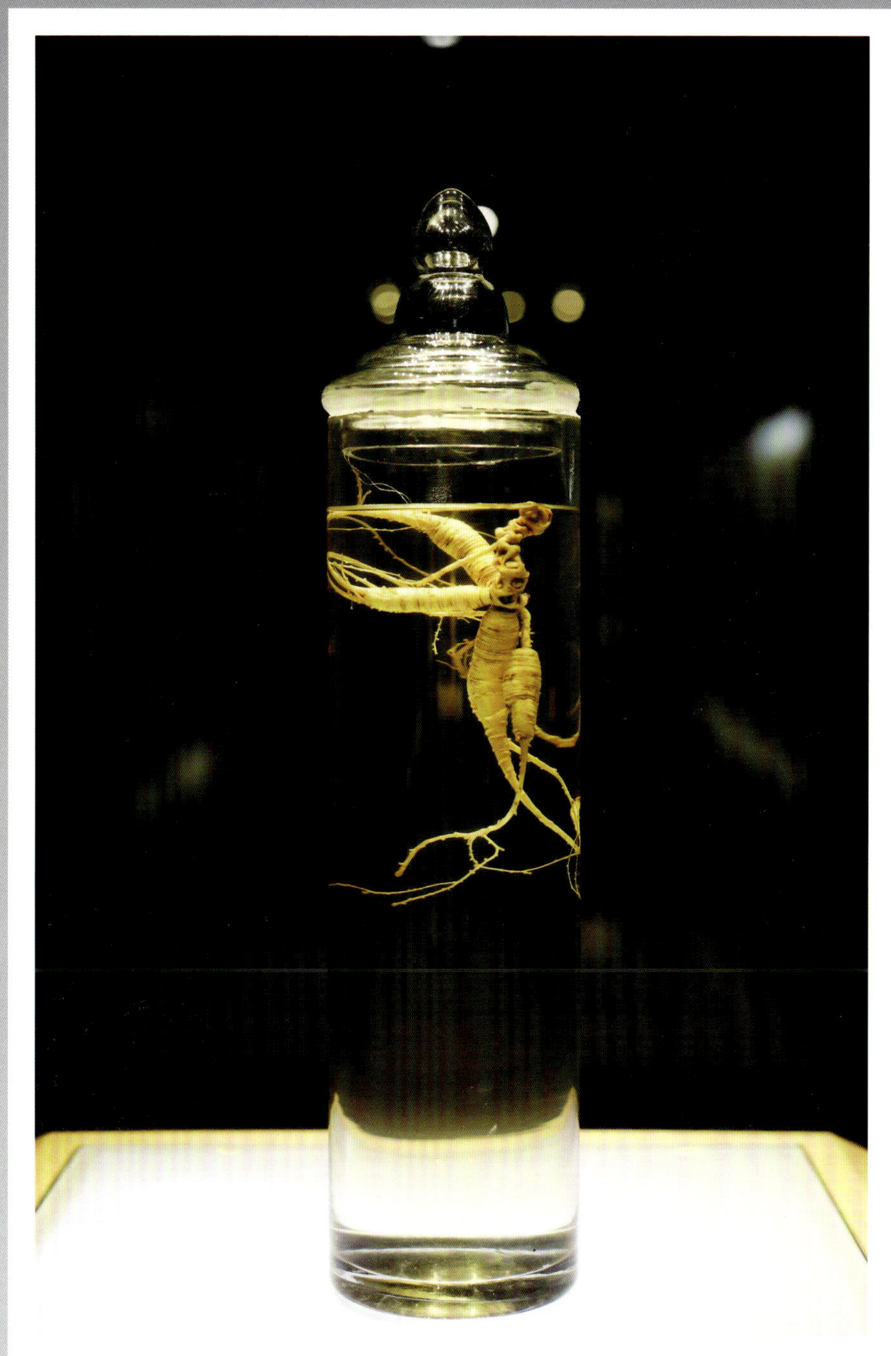

舞动青春

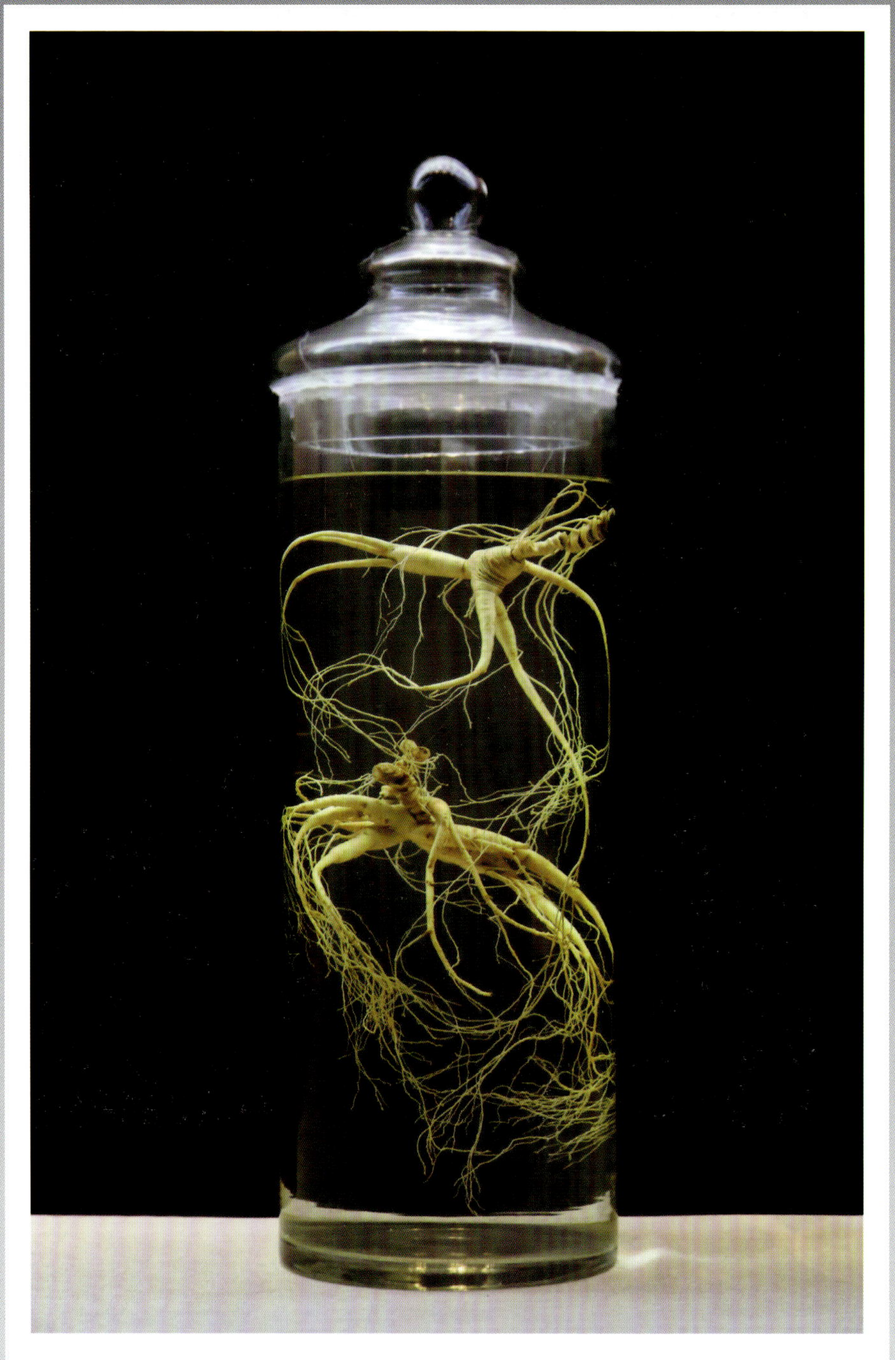

麻姑献寿

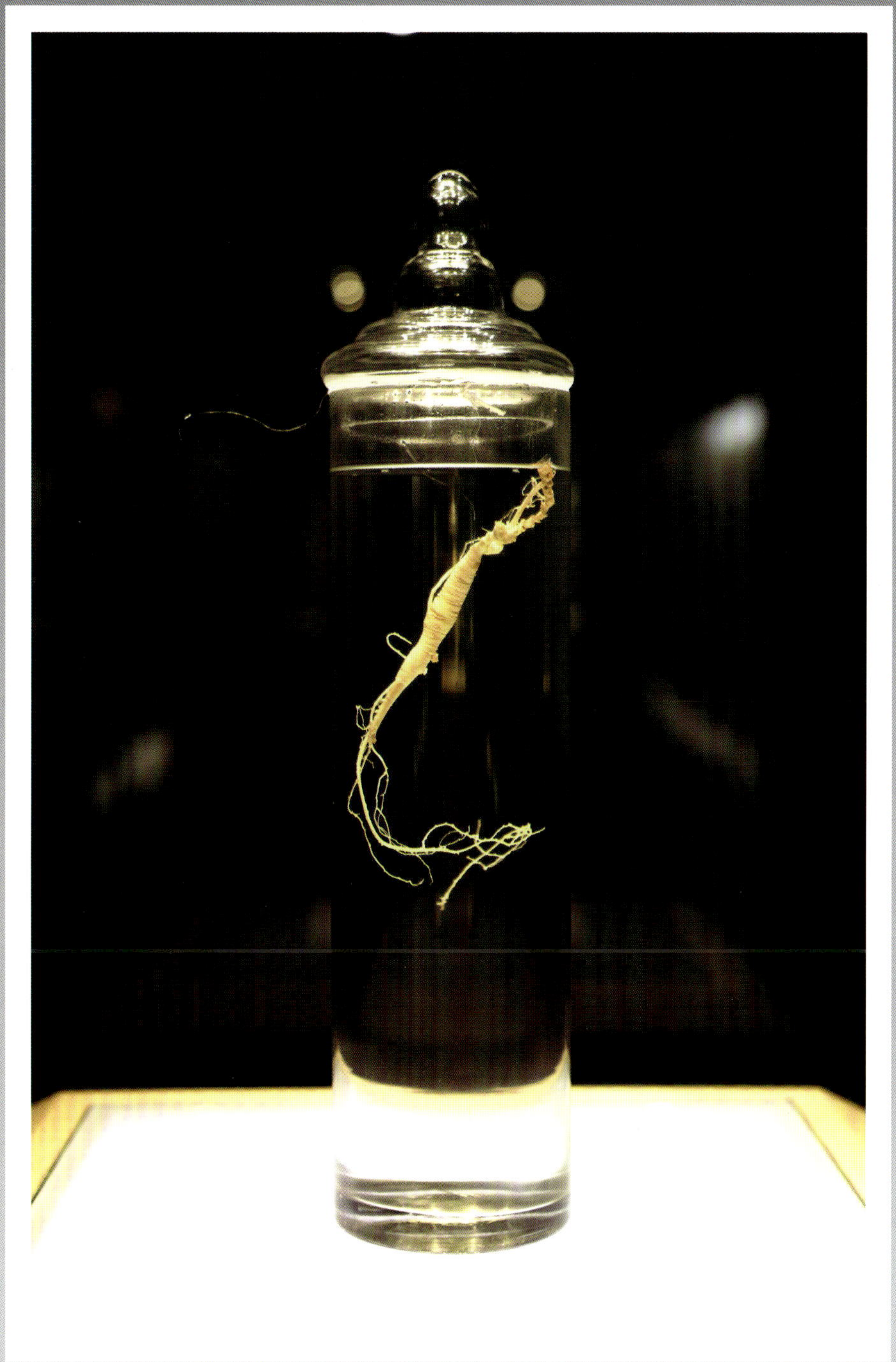

国医典藏

古医籍篇

吉林省中医药博物馆精品

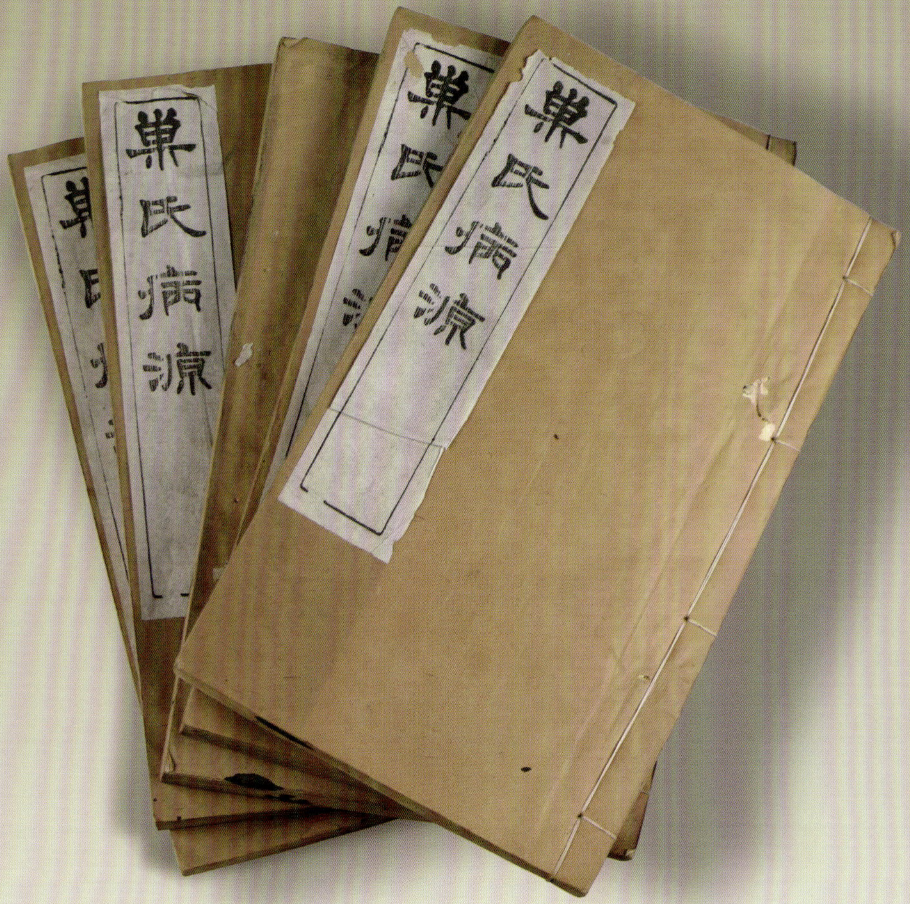

《巢氏病源》

清刻本

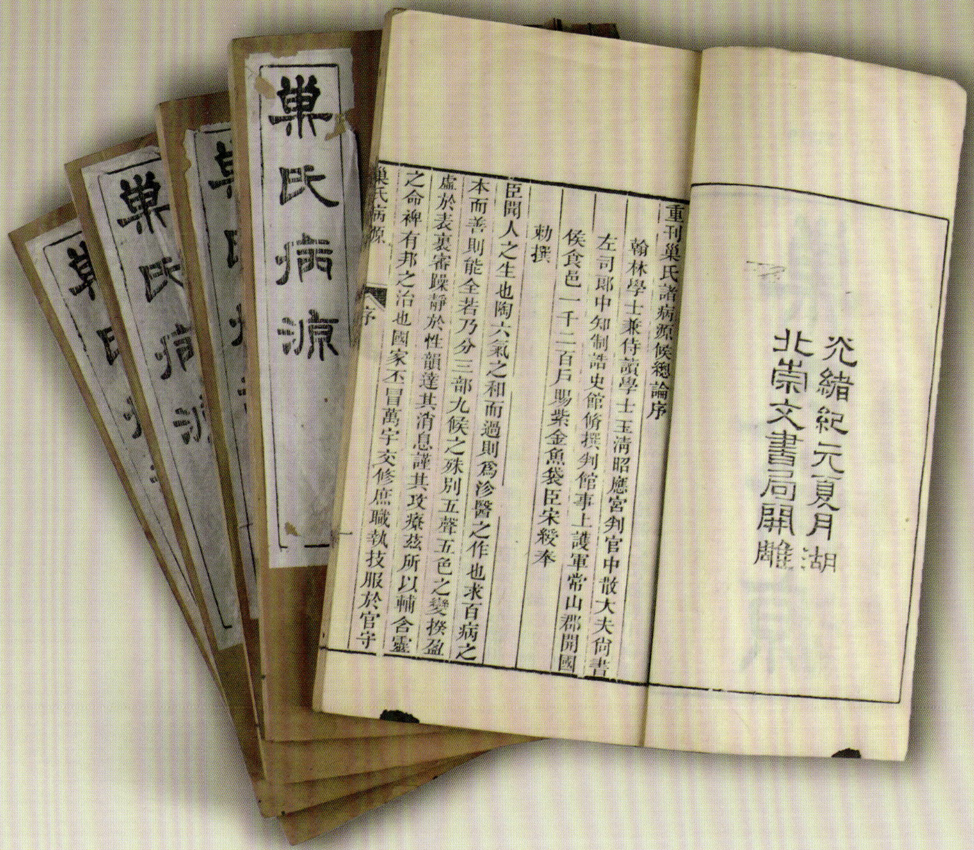
巢氏病源
光緒紀元夏月湖北崇文書局開雕
重刊巢氏諸病源候總論序

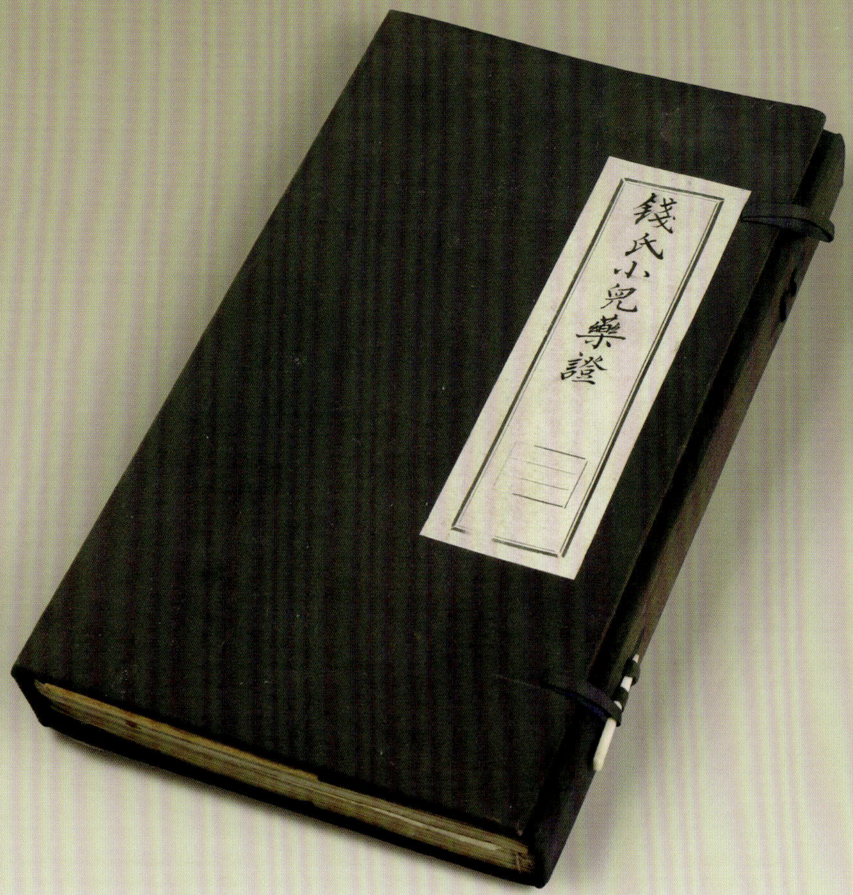

《钱氏小儿药证》

清光绪　重刻本

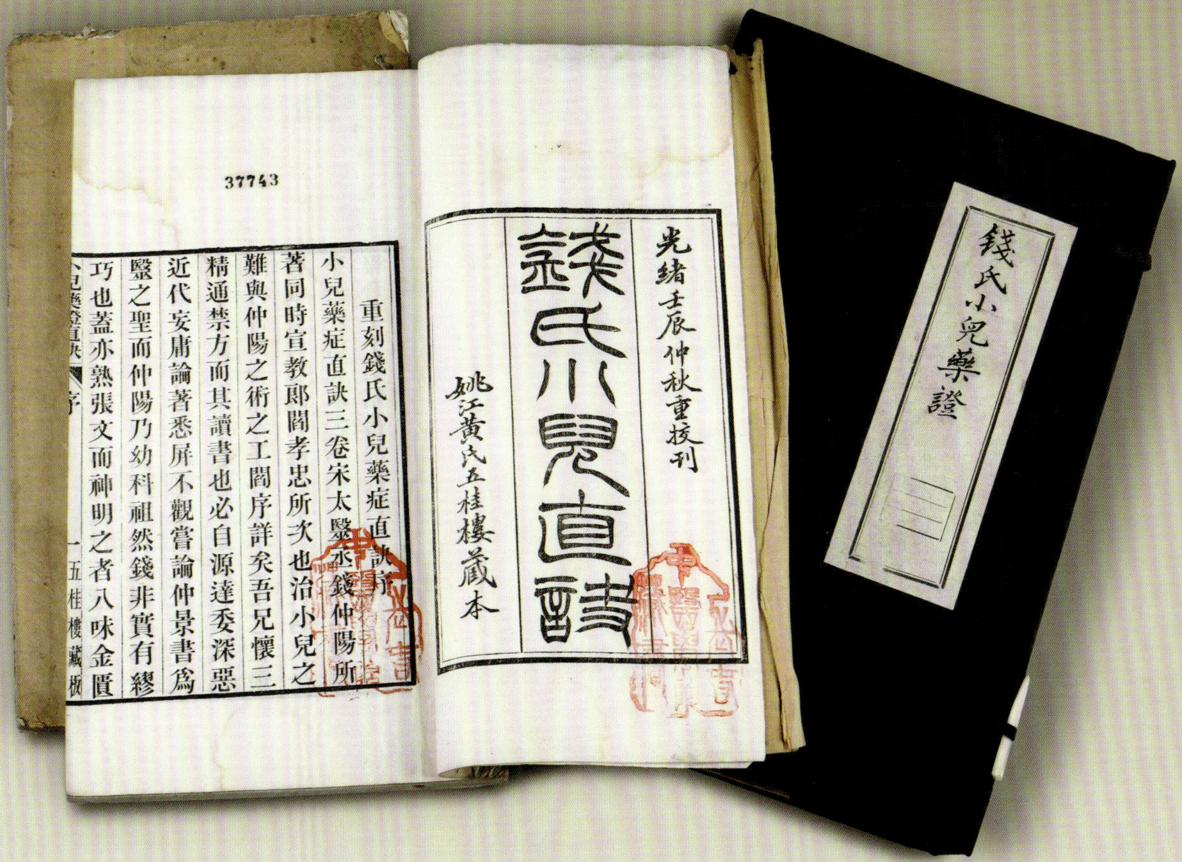
光绪壬辰仲秋重校刊
錢氏小兒直訣
姚江黄氏五桂樓藏本
重刻錢氏小兒藥症直訣序
小兒藥症直訣三卷宋太醫丞錢仲陽所
著同時宣教郎閻孝忠所次也治小兒之
難與仲陽之術之工閻序詳矣吾兒懷三
精通禁方而其讀書也必自源達委深惡
近代妄庸論著悉屏不觀嘗論仲景書爲
醫之聖而仲陽乃幼科祖然錢非實有縷
巧也蓋亦熟張文而神明之者八味金匱
五桂樓藏板
錢氏小兒藥證

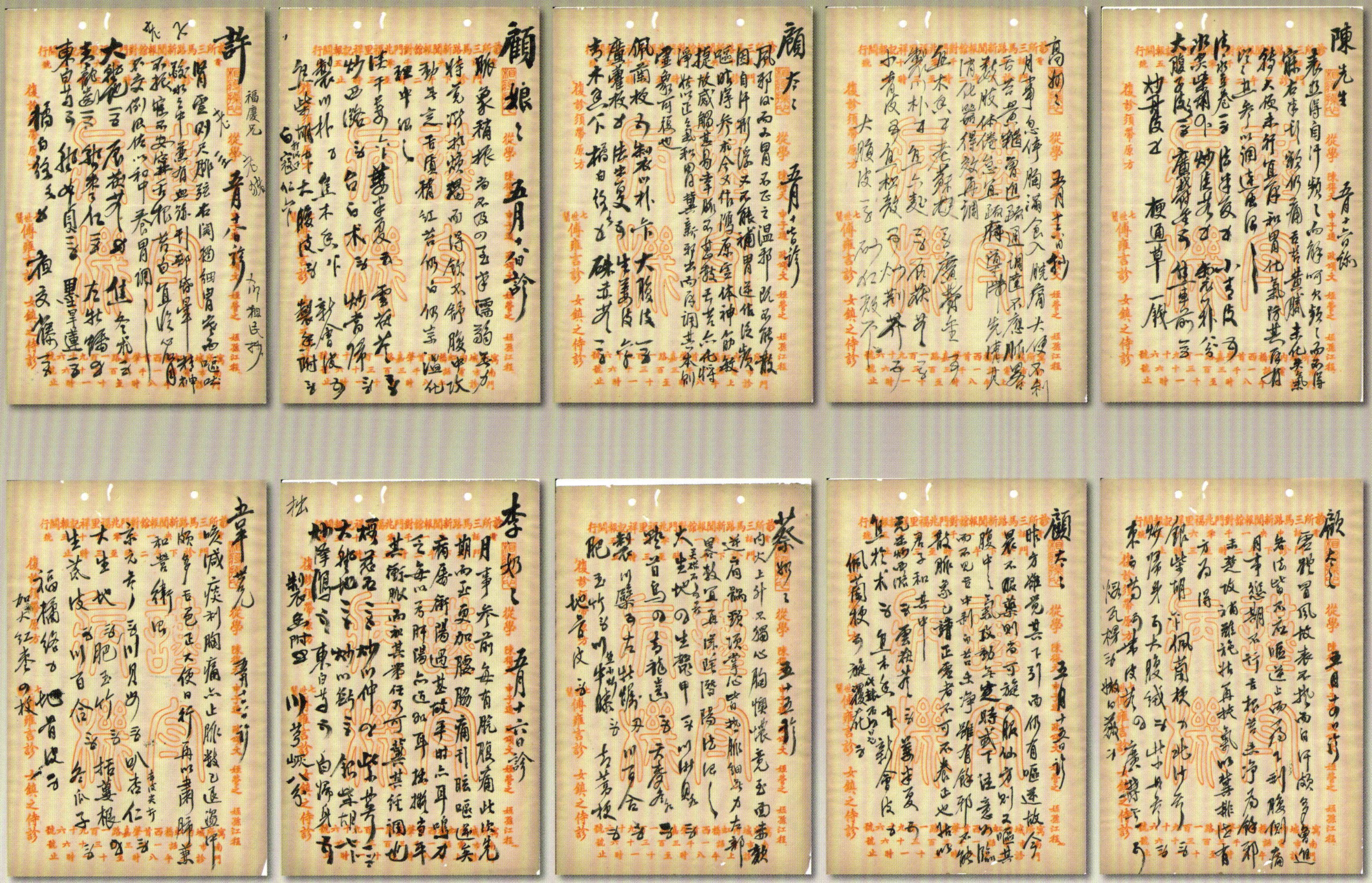

傅雍言手写医用处方

民国（1912—1949）

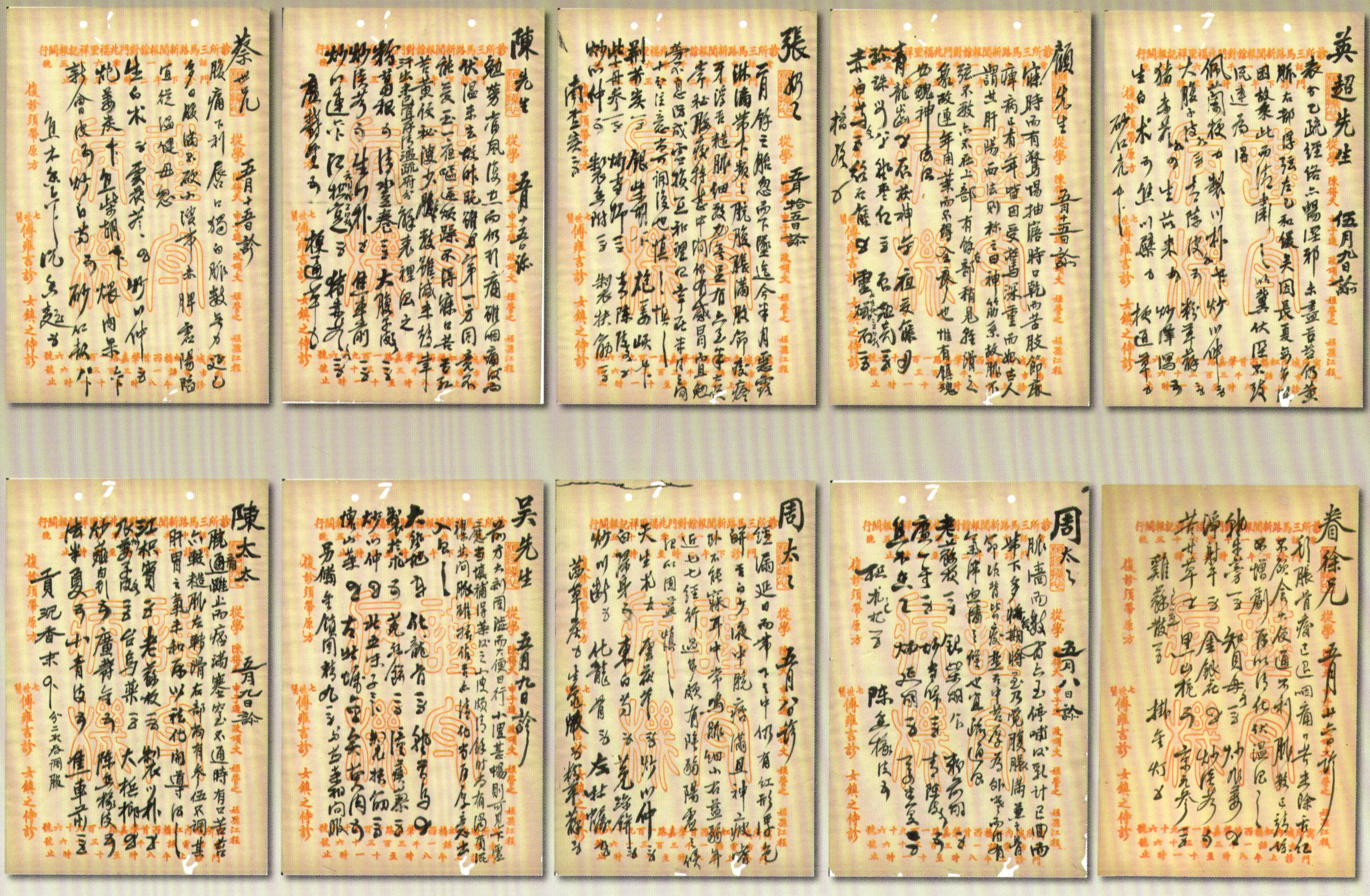

国 医 典 藏

牌匾篇

民国『回春堂』药铺牌匾

民国（1912—1949）

尺寸：宽 39.7 cm，高 126.5 cm

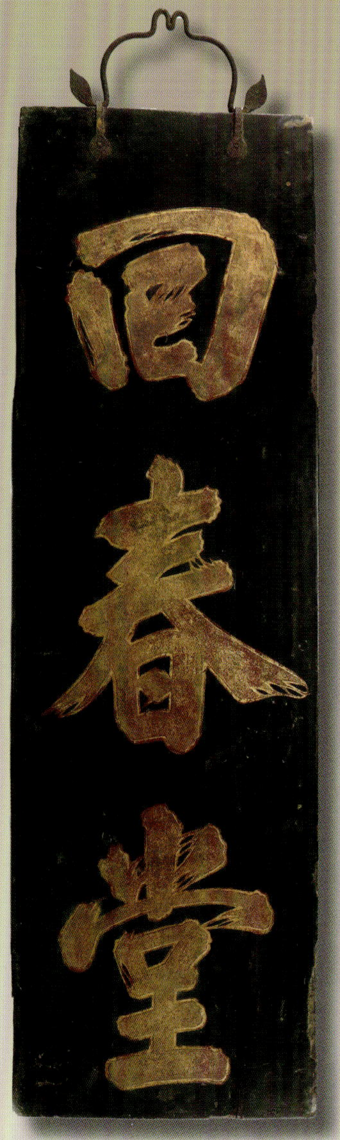

民国『兑换参茸燕桂、虔煎虎鹿龟胶』药铺牌匾

民国（1912—1949）

尺寸：宽 26.5 cm，高 150 cm

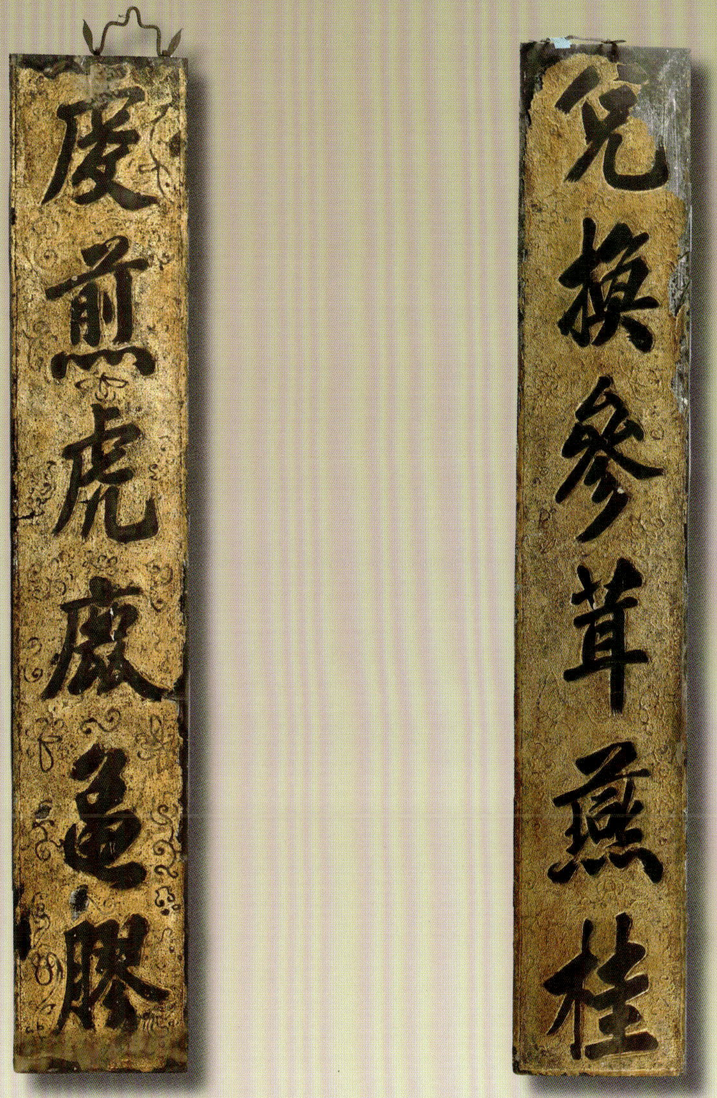

民国『公泰昌生熟药材』药铺牌匾

民国（1912—1949）

尺寸：宽 23 cm，高 145.7 cm

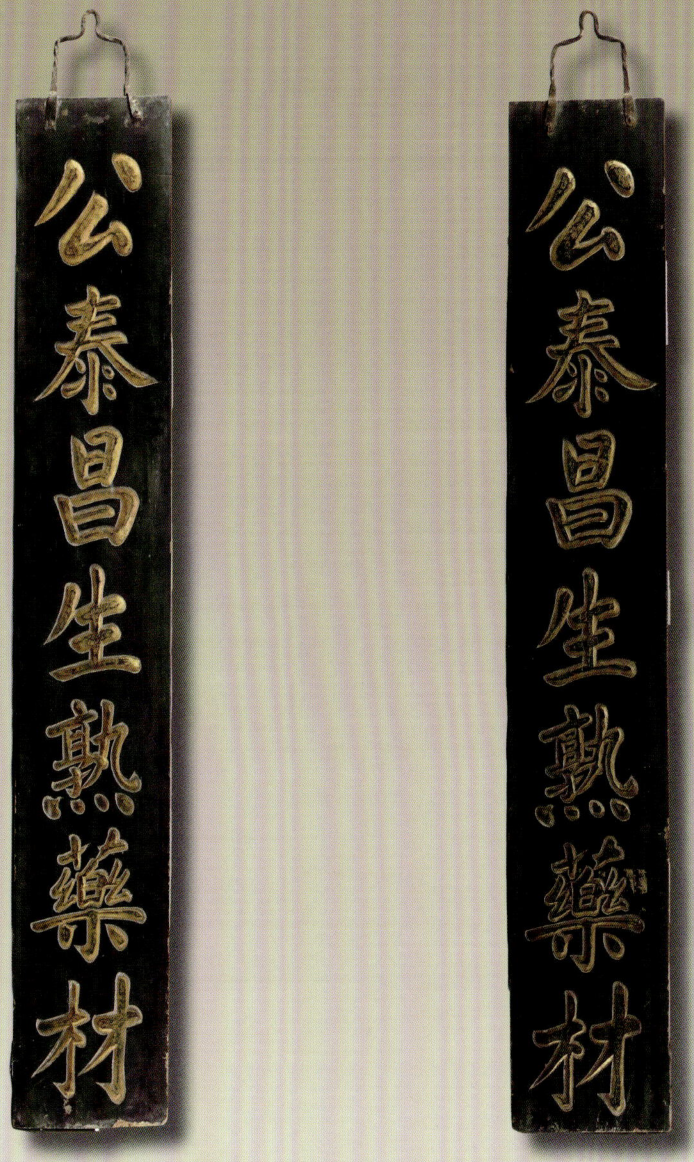

民国『拣选药材发行』药铺牌匾

民国（1912—1949）
尺寸：宽 23.1 cm，高 125 cm

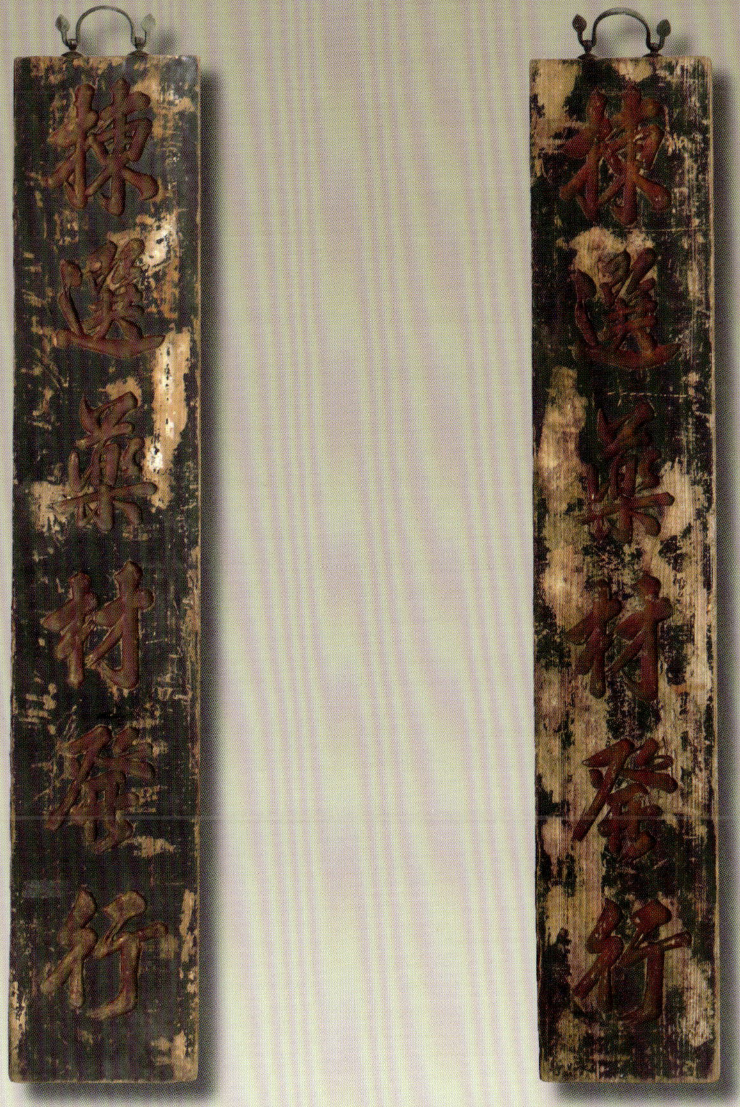

民国『瑞隆药号』药铺牌匾

民国（1912—1949）

尺寸：宽 32.5 cm，高 134 cm

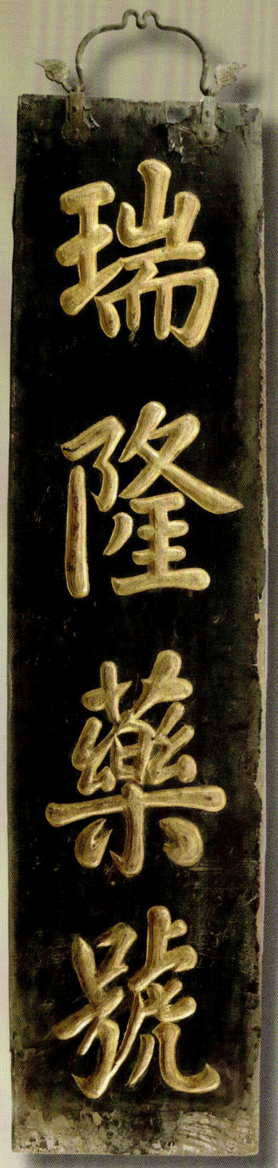

民国『广济生药号』药铺牌匾

民国（1912—1949）

尺寸：宽 28.2 cm，高 128.5 cm

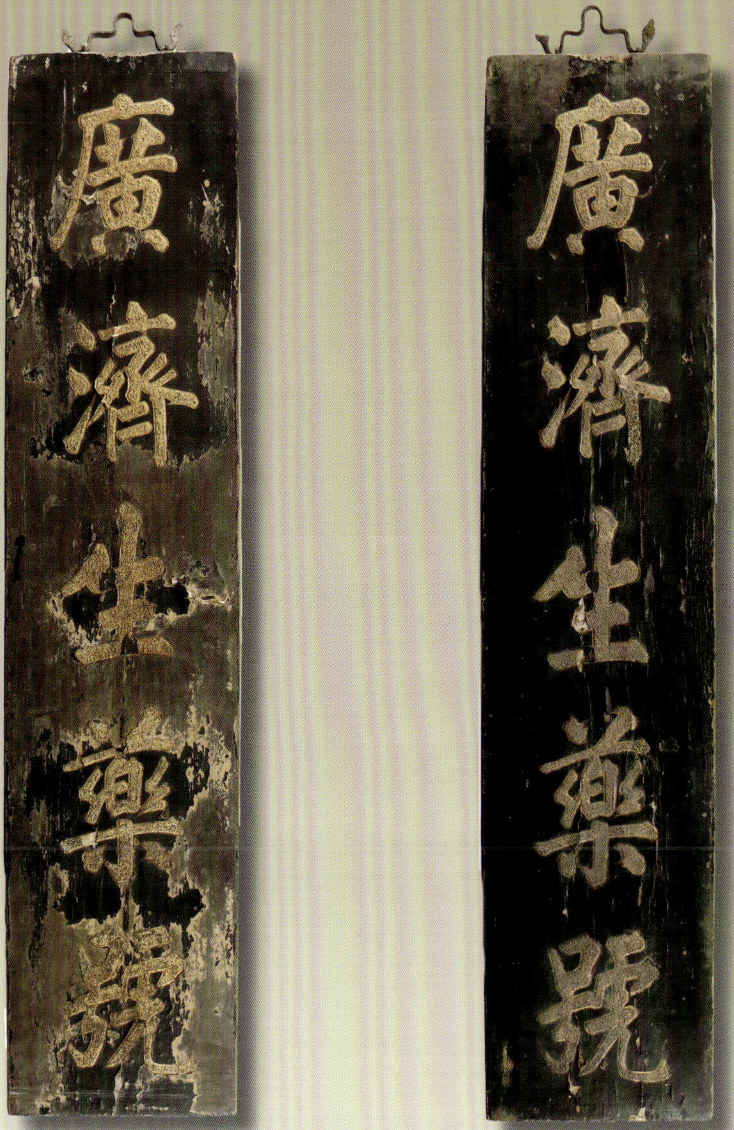

民国『逢春·道地生熟药材、拣选精制饮片』药铺牌匾

民国（1912—1949）

尺寸：宽 30.4 cm，高 127.5 cm

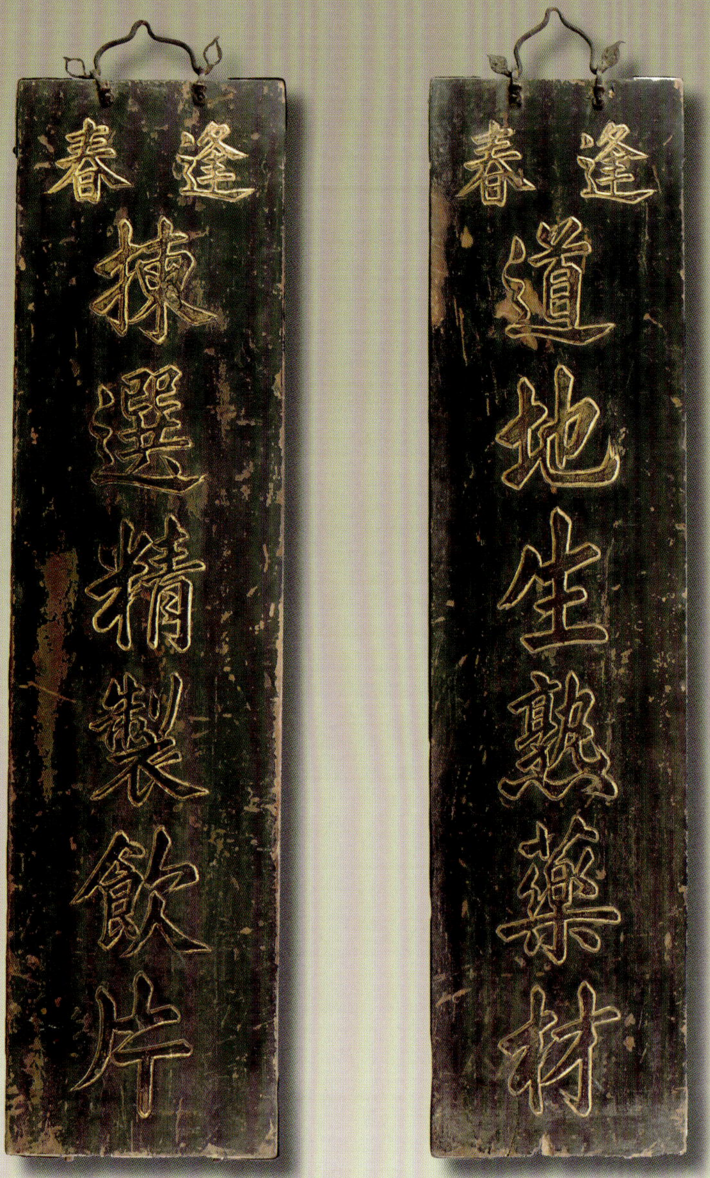

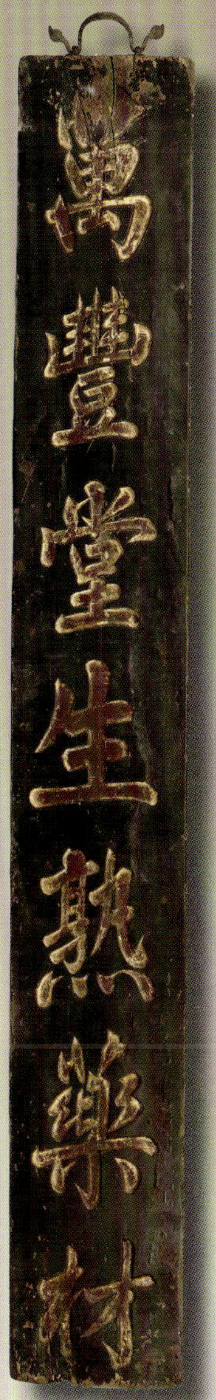

民国『万丰堂生熟药材』药铺牌匾

民国（1912—1949）

尺寸：宽 22.6 cm，高 167 cm

民国『参茸桂燕麝兑换』药铺牌匾

民国（1912—1949）

尺寸：宽 22 cm，高 166.5 cm

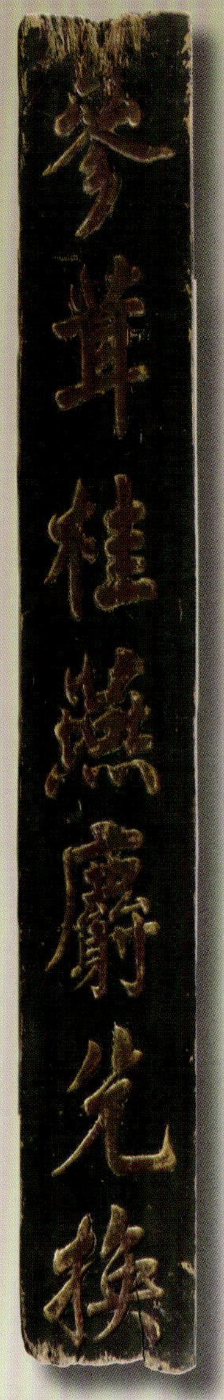

民国『万泰堂药局』药铺牌匾

民国（1912—1949）

尺寸：宽 31.9 cm，高 151.5 cm

民国『樟树·春和道地药材』药铺牌匾

民国（1912—1949）

尺寸：宽 28.2 cm，高 168.3 cm

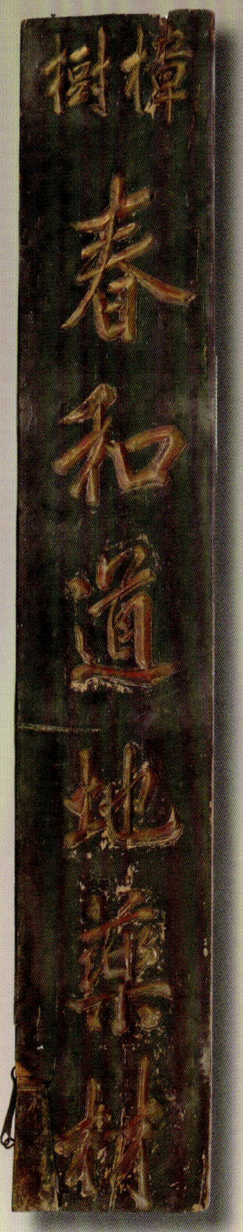

民国『咀片丸散、道地药材』药铺牌匾

民国（1912—1949）

尺寸：宽 24.4 cm，高 79.2 cm

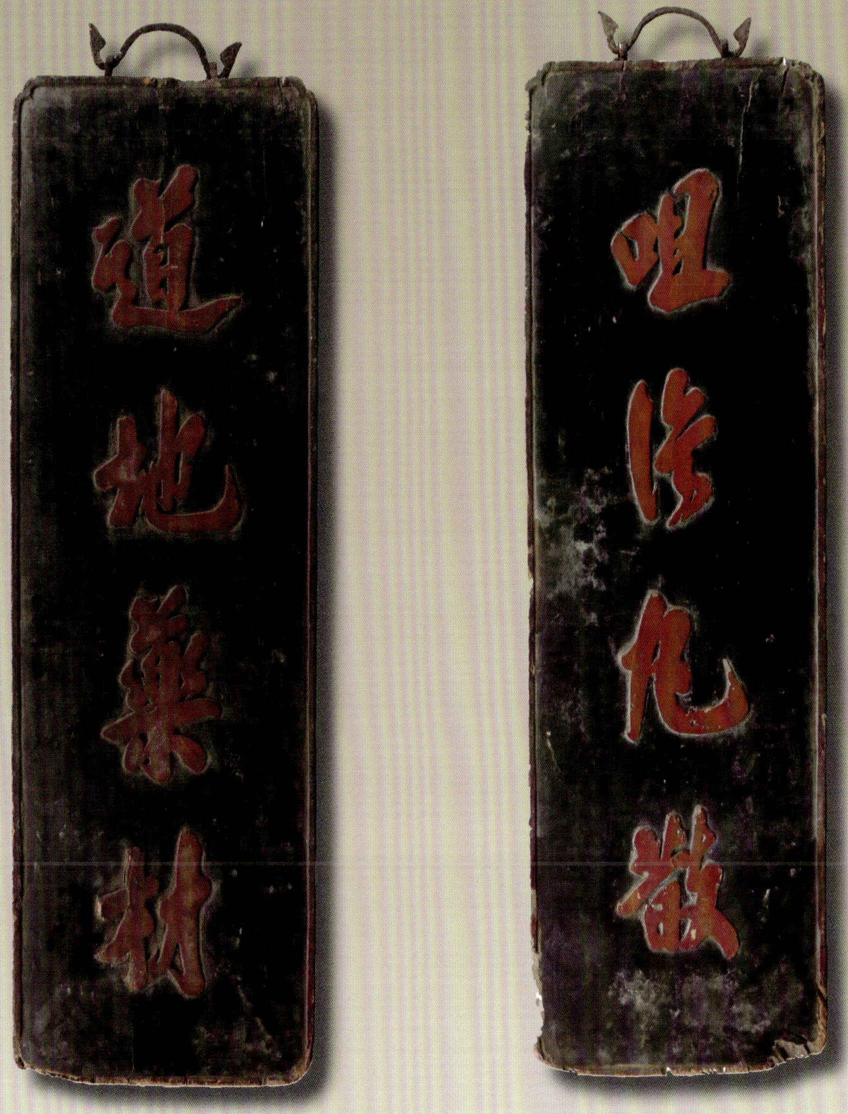

民国『儒医·汤粤凡内外方脉』药铺牌匾

民国（1912—1949）

尺寸：宽 22.7 cm，高 84.5 cm

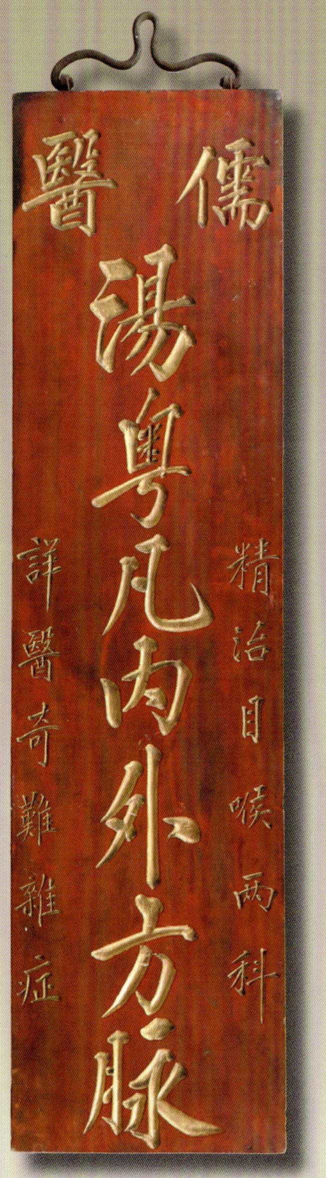
儒醫
湯粤凡内外方脉
精治目喉兩科
詳醫奇難雜症

民国『黄万生堂道地药材』药铺牌匾

民国（1912—1949）

尺寸：宽 24.3 cm，高 215 cm

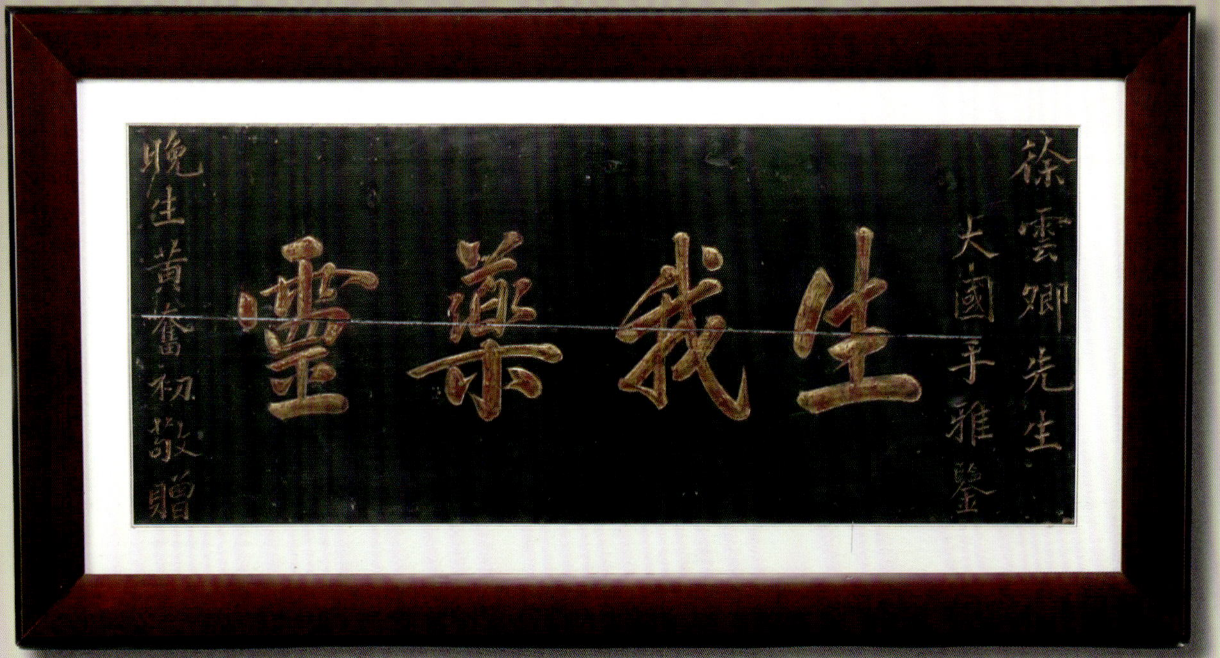
徐雲卿先生
大國手雅鑒
生我藥靈
晚生黃奮初敬贈

民国“生我药灵”药铺匾额

民国（1912—1949）
尺寸：宽 67.2 cm，高 27.2 cm

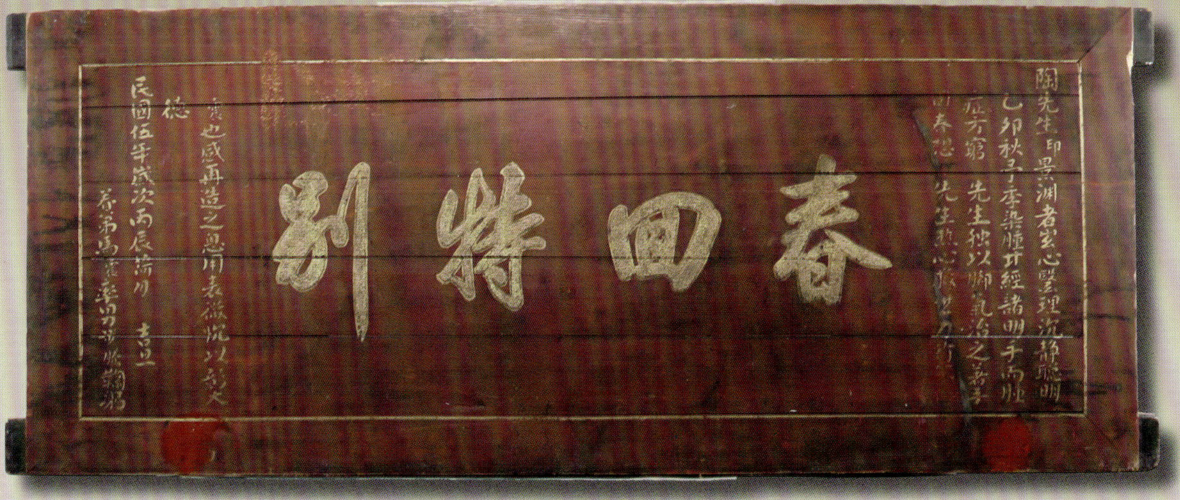

民国“春回特别”药铺匾额

民国（1912—1949）
尺寸：宽 155.7 cm，高 61 cm

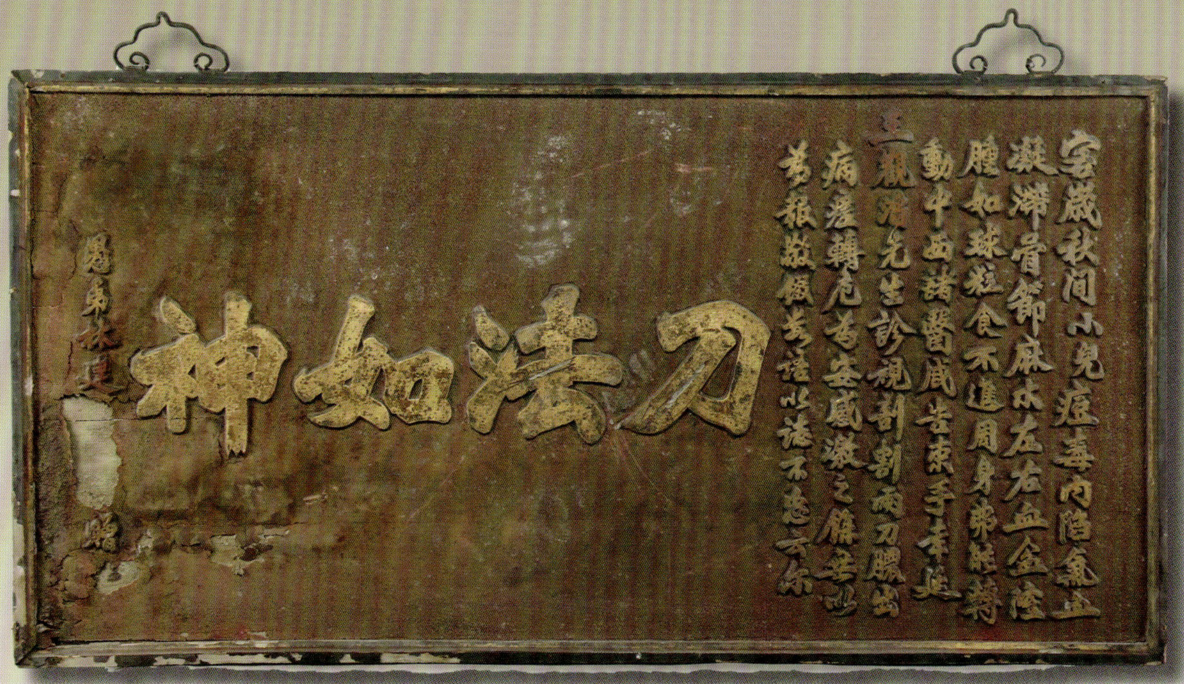

民国“刀法如神”药铺匾额

民国（1912—1949）
尺寸：宽 126 cm，高 62.5 cm

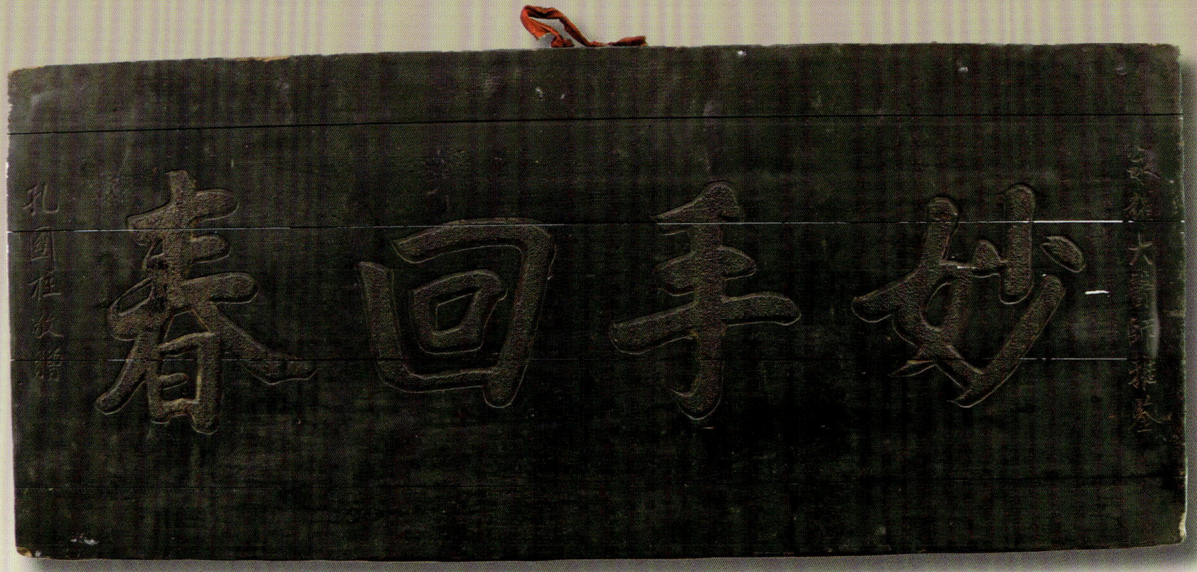

民国“妙手回春”药铺匾额

民国（1912—1949）
尺寸：宽 116 cm，高 47.7 cm

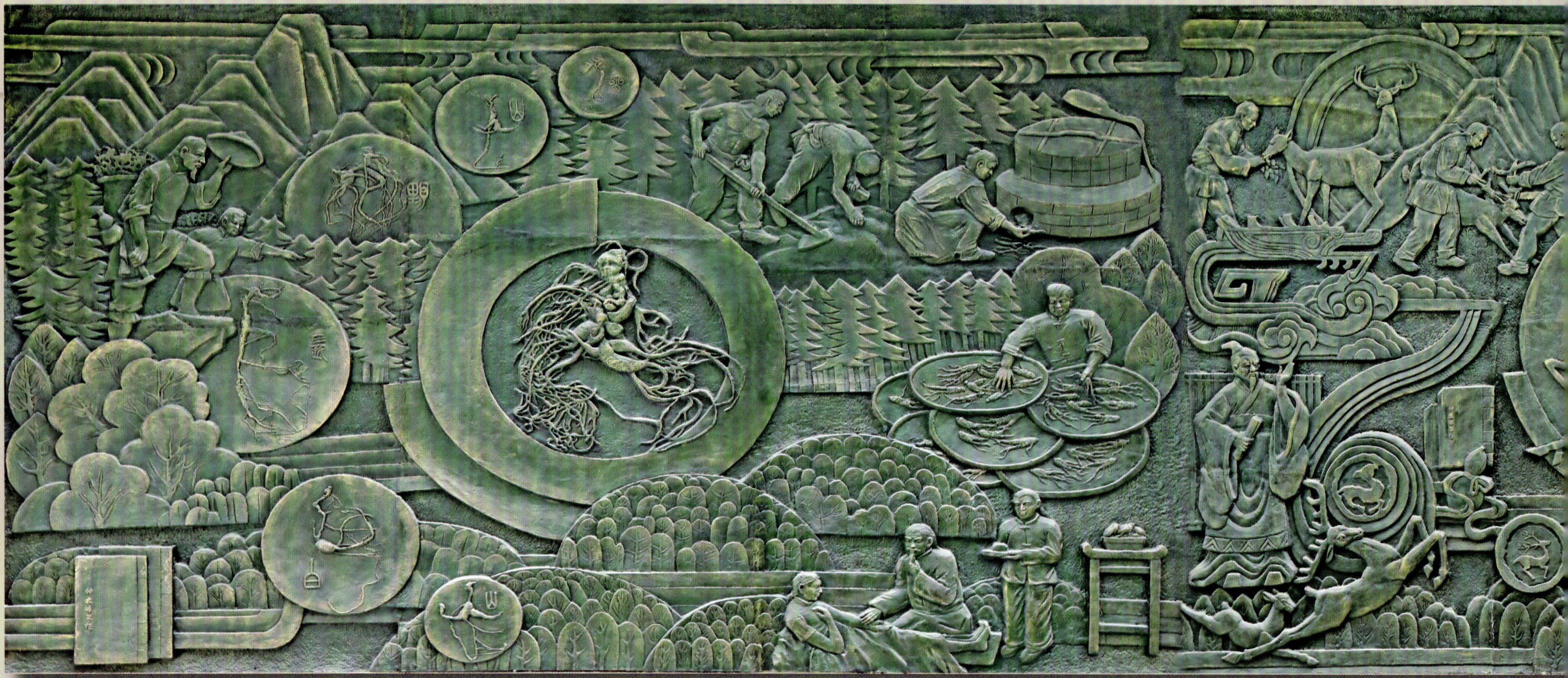

长白山中药三宝浮雕

这三座浮雕分别为人参浮雕、鹿茸浮雕、林蛙浮雕。

第一座是人参浮雕。人参浮雕中心是吉林人参图片，左边用象形文字雕刻有“长白山，野山参”的字样，四周即是人参的种植、采收、加工的过程。人参被誉为草药之王，而吉林省是人参的道地产区，这座人参浮雕充分地体现了吉林省的人参文化。

第二座是鹿茸浮雕。鹿茸浮雕中心用雌、雄二鹿突出了“鹿茸”这一形象。四周即为鹿茸的制作、生产过程场景。而吉林省也是鹿茸的道地产区，鹿茸现今应用十分广泛，

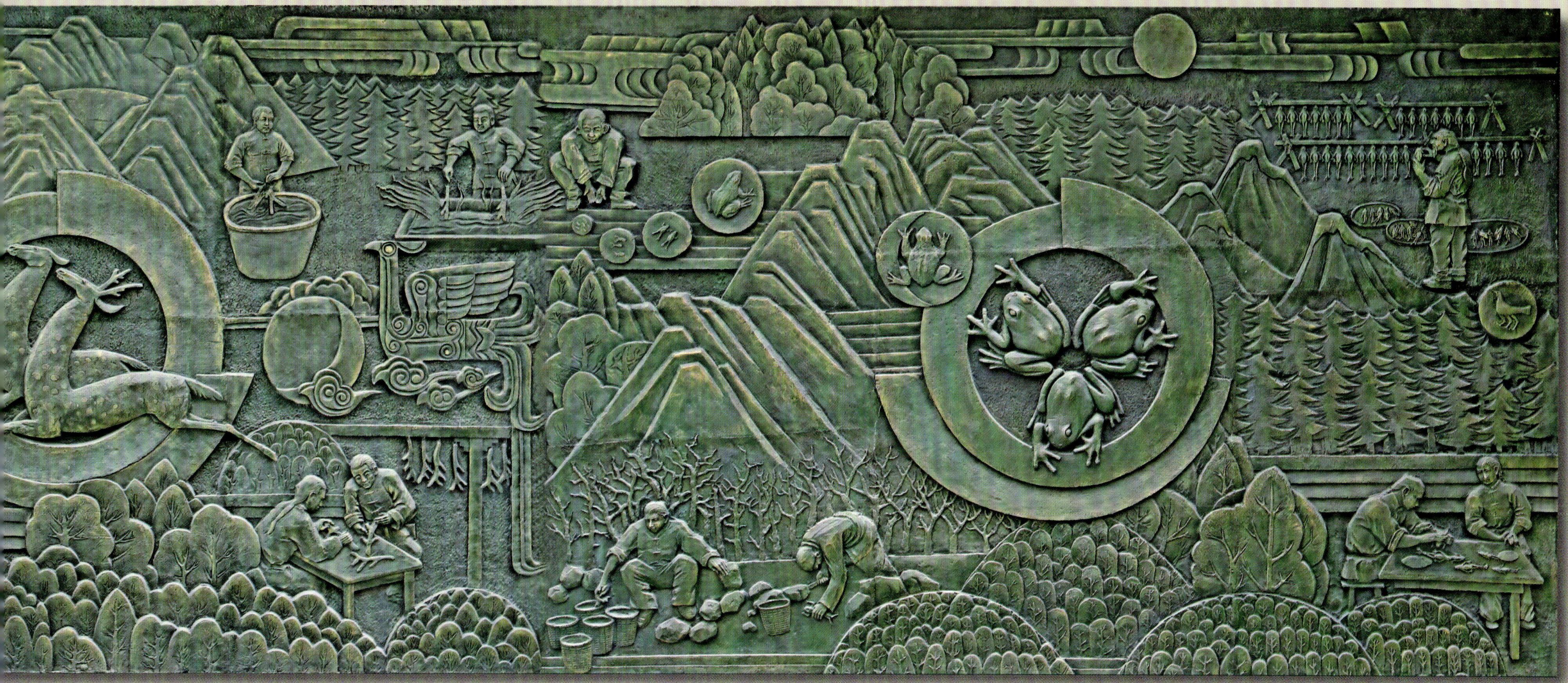

其开发远景也十分可观。值得注意的是，位于鹿茸浮雕中间偏左的位置有一龙的图案，与之相对的另一边有一凤凰的图案，两者取阴阳平衡之意。

第三座是林蛙浮雕。林蛙浮雕中心以三只林蛙为造型，四周即是林蛙油的生产、制作过程。林蛙油具有非常好的滋补作用，它的应用十分广泛。林蛙浮雕上方的圆形图案代表太阳，鹿茸浮雕中的月牙状图案代表月亮，两者亦是取阴阳平衡之意。